LES ODEURS DU CORPS HUMAIN

DANS L'ÉTAT DE SANTÉ

ET

Dans l'état de Maladie

PAR

Le Docteur E. MONIN

(Ouvrage ayant obtenu le prix biennal de la Société de Médecine pratique)

<table>
<tr><td>PARIS</td><td>BRUXELLES</td></tr>
<tr><td>Georges CARRÉ</td><td>A. MANCEAUX</td></tr>
<tr><td colspan="2">LIBRAIRES - ÉDITEURS</td></tr>
<tr><td>112, Boulevard Saint-Germain</td><td>12, Rue des Trois-Têtes</td></tr>
</table>

1886

LES
ODEURS DU CORPS HUMAIN

DANS L'ÉTAT DE SANTÉ

ET

Dans l'état de Maladie

Par E. MONIN

Docteur de la Faculté de Paris, ancien prosecteur et interne,
Lauréat et Secrétaire de la Société française d'Hygiène,
Membre de la Société de Thérapeutique,
Membre et Lauréat de la Société de Médecine pratique,
Lauréat de la Société de Médecine d'Anvers et de la Société
d'encouragement,
Correspondant de diverses Sociétés savantes
françaises et étrangères,
Rédacteur de la *Revue Thérapeutique*,
du *Journal d'Hygiène*, etc., Médecin inspecteur des Écoles de Paris,
Officier de l'Instruction publique.

DEUXIÈME ÉDITION

PARIS | BRUXELLES

Georges CARRÉ | A. MANCEAUX

LIBRAIRES-ÉDITEURS

112, Boulevard Saint-Germain | 12, Rue des Trois-Têtes

1886

PRÉFACE

DE LA DEUXIÈME ÉDITION

Merci à mes chers confrères de l'accueil si favorable qu'ils ont bien voulu faire aux **Odeurs du Corps Humain ;** *merci à la presse médicale pour ses comptes rendus trop flatteurs et ses éloges inespérés ! Si l'on continue à nous en faciliter les moyens, nous espérons remplacer bientôt cet imparfait essai par une étude complète, où figureront les observations et les remarques qui nous auront été adressées par nos aimables correspondants et traducteurs.*

L'AUTEUR.

Paris, le 15 Octobre 1885.

PROLÉGOMÈNES

« Si les livres entraient dans
« les plus petits détails,
« on pourrait presque se
« passer de l'expérience. »

FRANÇOIS BACON.

Pour démontrer d'une façon claire l'utilité d'appliquer plus largement à l'art médical le sens olfactif, et justifier notre titre un peu ambitieux : « *Un nouveau chapitre de séméiologie* », nous avons dû nous appuyer sur l'observation seule, et prendre sans cesse la clinique pour guide et pour soutien.

En rassemblant en un corps de doctrine les faits, épars dans la science, *sur les odeurs du corps humain bien portant ou malade*, nous avons eu, pour but principal, la réhabilitation en médecine de l'observation olfactive, objet du plus injuste discrédit. Les ondes odorantes révèlent *toujours* des changements chimiques importants, et deviennent ainsi, pour l'observateur, des indices précieux. Elles jouent, *dans tous les phé-*

nomènes biologiques, un rôle capital. Morren (*Botanique* de Duchartre) démontre que les orchidées perdent leur parfum une demi-heure après l'application du pollen. Rivière cite surtout le *conophallus*, dont les fleurs femelles exhalent une odeur infecte, jusqu'au moment où les fleurs mâles y répandent le produit de leurs étamines, etc...

Le sens de l'odorat, largement appliqué à la clinique, acquiert, de même, la plus grande importance pratique. On a beau dire avec J.-J. Rousseau : « L'odorat est le sens de l'imagination », et répéter que le nez fournit des renseignements vagues, conjecturaux et sans valeur absolue, on n'en restera pas moins convaincu de l'importance du *contrôle olfactif* en médecine. Après avoir lu attentivement nos divers chapitres, les praticiens verront qu'il s'agit d'autre chose que d'observations platoniques ou de curiosités de physico-chimie biologique : *il s'agit de faits du plus vif intérêt pratique...*

De ce que l'odeur ne constitue que rarement un signe pathognomonique, pouvons-nous conclure qu'il faille négliger l'éducation du sens olfactif ? Où sont les renseignements *absolus* fournis par l'ouïe, par la vue, par le toucher lui-même ? Les sens n'ont-ils pas tous besoin de se contrôler réciproquement ?

Nos anciens, pour qui tout, en clinique, se faisait par les sens, s'attachaient à l'exacte obser-

vation de tous les symptômes. Aussi étaient-ils
forcés d'accorder à l'odeur dans les maladies
l'importance réelle qu'elle a pour le diagnostic et
pour le pronostic. Comme ils manquaient de notre
outillage physico-chimique contemporain et de
nos moyens de diagnostic perfectionné, ils ne pou-
vaient dédaigner aucun des renseignements fournis par les sens. De même, les sauvages, les indiens,
les aveugles (Wardrop), les sourds-muets, ont le
sens olfactif très développé, parce qu'ils sont,
pour ainsi dire, forcés d'exercer particulièrement ce sens. Au contraire, l'homme moderne,
le *médecin contemporain*, perdent toute acuité,
toute finesse nasale ; ils deviennent *anosmotiques*,
parce qu'ils réservent tous les efforts de l'éducation pour leurs autres sens, négligeant à
dessein l'éducation de l'odorat, sacrifiée à la vue,
ce roi des sens, sacrifiée à l'ouïe, soumise essentiellement à des défaillances, sacrifiée au toucher,
fréquemment aussi infidèle !...

Bien exercé, le nez rendrait pourtant d'im-
menses services au médecin, et attirerait souvent
les efforts du diagnostic dans la voie de la vérité.
Langer (1752), Landré-Beauvais (1806), Hipp.
Cloquet (1821), l'avaient bien compris : mais la
voix de ce dernier (*Osphrésiologie*, etc.) s'est perdue
sans écho ; et depuis ce temps, dejà loin de
nous, on n'a eu que dédain et méfiance pour le
sens olfactif... L'éducation, toutefois, est capable
de tranformer ce sens en un instrument de

perception suffisamment précis et des plus utiles. Dans une chambre d'accouchée, l'odeur aigre indique au nez exercé que tout va bien, que le travail de la sécrétion lactée s'inaugure. Au contraire, l'odeur ammoniacale lui fera craindre l'imminence du syndrôme morbide connu sous le nom de *fièvre puerpérale*. L'étude séméiologique des odeurs (dont la valeur a été comprise par *la Société de médecine pratique*), fourmille de faits analogues. Nous rappellerons seulement ici, dans cette préface, une observation que rapporte, dans la *préface* aussi de son *Traité de chirurgie*, le Dr Vidal (de Cassis) : « J.-L. Petit, voyageant en Allemagne, distingua dans un « *poêle* », l'odeur de gangrène, *parmi plusieurs autres non moins désagréables*, et put ainsi guérir un homme qui se mourait de hernie étranglée. »

Que ne donnerait pas l'éducation olfactive, si elle faisait un jour partie des études médicales, au même titre que l'auscultation ? Elle a, autant qu'elle, ses nuances et ses finesses. Comme le remarquent Robin et Verdeil (*Chimie anat.* t. III. p. 481), « l'odeur varie de mille manières, selon la nature de la substance, le degré plus ou moins avancé de l'altération organique, les conditions de température ou d'humidité dans lesquelles elle se passe ». Pour faire toutes ces différences, il importe que le médecin et le chirurgien soient l'un et l'autre le *vir bene munctœ naris*, l'homme aux narines bien mouchées, dont parlent les anciens.

Ne négligeons donc pas l'éducation de la pituitaire, qui mène à d'admirables résultats. Lisez, à ce sujet, cette page, écrite par Piesse, dans la préface de ses *Odeurs, parfums et cosmétiques* (trad. O. Réveil, 1865) : « Pour le nez ignorant, toutes les odeurs sont pareilles ; mais le nez civilisé par le plaisir ou l'intérêt devient le plus délicat et le plus sagace des organes. Les marchands de vin et de thé, les droguistes, les importateurs de tabac, d'autres encore doivent imposer à leur appareil olfactif un véritable cours d'instruction. Un négociant en houblon plonge son nez dans un sac, aspire le parfum de la fleur, et dit ensuite le prix qu'il en veut donner... On a besoin de se rappeler les odeurs, et la tenacité avec laquelle elles se fixent dans la mémoire est un fait à remarquer... Un parfumeur expérimenté a parfois deux cents odeurs dans son laboratoire, et sait distinguer chacune d'elle par son nom. Quel musicien pourrait, sur un clavier comprenant deux cents notes, reconnaître et nommer la touche frappée, sans voir l'instrument ? »

Piesse nous montre ainsi que, pour les perfectionnements à acquérir, l'odorat n'est point au-dessous des autres sens... En médecine, le nez est peut-être moins agréable, mais plus utile encore qu'en parfumerie. « Tout, comme le

disait Théophraste, est plus ou moins odorant. »
Nous ajouterons que toutes les odeurs sont
particulières, et que l'on ne saurait procéder,
en osphrésiologie, que par comparaisons.

Le flair subtil est souvent chose individuelle,
congénitale. Mais l'exercice est incontestablement aussi pour beaucoup dans cette subtilité.
L'éducation du nez est délicate, souvent pénible
en médecine, où l'on flaire plus d'odeurs indif-
férentes ou *désagréables* que de suavités. Non-
seulement nous conseillons une grande concen-
tration de l'attention et de la volonté, mais
nous croyons indispensable *l'intégrité* parfaite
de l'appareil olfactif et des sinus. En effet, la
post-perception, sorte de prolongation olfactive,
d'où naissent les associations d'idées osphrésiologiques, la mémoire olfactive (si l'on peut dire)
indispensable en séméiologie, cette post-perception,
disons-nous, tient surtout aux sinus, dont le
rôle physiologique consiste à emmagasiner les
ondes odorantes.

De plus, l'odeur présente, en médecine, les
particularités les plus étranges et les moins
explicables. Nous avons essayé, toutes les fois
que nous l'avons pu, de faire intervenir dans
notre étude les explications les plus rationnelles
de la chimie organique : nous n'avons pas la
prétention d'avoir toujours atteint la vérité...
Des maladies, en apparence les plus analogues,
diffèrent, du tout au tout, au point de vue

osphrésiologique. Comparez, par exemple, les malades atteint de fièvre typhoïde, ces malades *si odorants*, avec les cholériques, ainsi dépeints par Briquet (*Traité du choléra-morbus*, 1850, p. 71) : « Les cholériques, dit-il, n'émettent pas beaucoup d'odeur. Leurs vomissements sont inodores ; leurs selles ne frappent l'odorat que quand on les examine de près ; les rares sueurs qu'ils éprouvent ne portent avec elle aucune odeur. Enfin, les cadavres ne se putréfient que très lentement, et ne dégagent qu'en très petite quantité les gaz de la putréfaction. » Supprimez *vomissements* et dites exactement l'opposé : vous avez le fidèle tableau osphrésiologique de la dothiénentérie...

Après cela, faites des théories chimiâtriques ! Elles auront le même sort que les théories physiques juxtaposées à l'œuvre de Laënnec : elles n'ajouteront rien à l'observation terre-à-terre et clinique. Ce qui ne veut pas dire qu'il faille dédaigner les lumières que nous apportent sans cesse la physique et la chimie. Non, mais il ne faut pas en faire des lois ; mais il faut rompre, au lit du malade, avec tout ce qui n'est pas observation : *medicina tota in observationibus*.

Nos lecteurs nous pardonneront ce que ce « *nouveau chapitre de séméiologie* » peut avoir de négligé ou d'incomplet : « *Res ardua médecinæ novitatem dare*.» Car, en médecine plus qu'ailleurs, il est bien entendu qu'il n'y a guère de nouveau que ce qui a vieilli...

RÉSUMÉ DES PROLÉGOMÈNES
PLAN GÉNÉRAL

Le sens de l'olfaction peut-être utilement appliqué à la clinique, parce que les odeurs ont toujours une signification, dans les phénomènes biologiques. L'osphrésiologie est surtout un recueil de faits : or, entre une opinion et un fait, il y a l'infini (Leibnitz). Ce n'est donc pas assez de compter les faits, il faut *les peser et les assortir*, sous des rubriques distinctives.

Nous étudierons tour à tour :

1° *L'odeur de la peau et de ses annexes.*

2° *L'odeur de l'haleine* { *nasale.* / *buccale.*

3° *L'odeur des crachats.*

4° *L'odeur des vomissements et des éructations,* (l'éructation n'étant qu'un vomissement de gaz).

5° *L'odeur des matières fécales et gaz intestinaux* (ceux-ci n'étant que le produit d'une défécation gazeuse).

6° *L'odeur de l'urine.*

7° *L'odeur des organes génitaux féminins* (les organes masculins n'étant pas assez importants pour l'osphrésiologie, ne forment pas de chapitre à part, et ce qui a trait à ces organes se trouve disséminé surtout dans les *chap. 1 et 8*).

8° *L'odeur de la purulence et de la gangrène.*

Chacun de ces divers chapitres sera suivi d'un résumé ou d'un *synopsis*, pour fixer les idées du lecteur et lui faciliter la vue d'ensemble.

I

L'ODEUR DE LA PEAU & DE SES ANNEXES

La perspiration cutanée et les sécrétions diverses de la peau répandent, autour de chaque individu, comme autour de chaque espèce animale, une odeur particulière. Cette odeur, ordinairement peu sensible, est fort bien perçue par certains sujets à odorat développé. Les races inférieures, indiens, nègres, etc., sont fameuses à cet égard, sentant leur homme à une grande distance, absolument comme le chien sent son maître.

Certains sujets, à odorat hyperesthésié, perçoivent fort bien les différences de l'odeur cutanée, différences inappréciables pour d'autres. Cadet de Gassicourt (*Dict. des sc. méd.* t. IV, p. 196) a observé une jeune dame qui distinguait, à l'odeur seule, les hommes et les femmes ; elle ne pouvait supporter de sentir les draps de son lit, lorsqu'ils avaient été touchés par un autre que par elle. Le *Journal des Savants* de 1684 rapporte qu'un moine de Hongrie reconnaissait, par l'olfaction, une femme chaste d'une femme qui ne l'était pas. La chose n'est pas très-difficile ; nous savons tel médecin de femmes, qui flaire admirablement la période menstruelle chez ses clientes, sans s'y tromper jamais (1). Barruel le père n'allait pas aussi loin que ces intéressants spécialistes : mais il différenciait fort bien, à l'odeur, le sang de l'homme et celui de la femme, attribuant à des acides gras volatils les différences de senteurs.

Rarement l'odeur cutanée est agréable. Cependant, on cite (d'après Plutarque) Alexandre-le-Grand, dont la sueur odorait la violette ; et, plus près de nous, Malherbe, Cujas, Haller, qui exhalaient par la peau une suave odeur de musc. Le plus ordinairement, l'odeur cutanée est soufrée, désagréable. « *Sa puanteur vient surtout aux rousseaux tavelez* », nous dit Ambroise Paré. Quant aux bruns, ils ont l'odeur cyanique ; et les blonds, qui sont les moins odorants, possèdent une faible senteur musquée. Les gras sen-

---

(1) Les excitations génésiques, l'abus du coït, etc., exaltent évidemment l'odeur de la peau. Tout le monde a décrit, depuis Juvénal, la rance odeur des prostituées. Chacun sait qu'aux époques menstruelles, la sueur des femmes s'acidifie, et peut faire *tourner le lait ou les sauces*, d'après une opinion vulgaire, mais très fondée.

tent plus fort que les maigres ; et il n'est pas rare de constater, dans l'obésité, une odeur cutanée oléagineuse, due au développement d'acides gras dans la sécrétion sébacée, suractivée par la dystrophie adipogène.

L'âge influe beaucoup sur l'odeur cutanée. Les enfants qui tettent répandent un parfum spécial aigrelet, dû à l'acide butyrique. Ce parfum rappelle franchement celui du beurre fort, *chez les enfants élevés au biberon* : car le lait de vache est bien plus riche en beurre que celui de femme (Jolly a insisté sur ce détail intéressant dans la séance de la *Société de médecine pratique du 18 avril 1878).*

Après le sevrage, les bébés exhalent une senteur plus douce et (disons-le) plus agréable que l'odeur butyrique...

A la puberté, le mâle exhale une odeur caractéristique, qui est, pour ainsi dire, la miniature de celle dite *de bouc*, que répand l'animal en rut. Cette odeur, l'un des importants symptômes de la *fièvre séminale* de Bordeu, se retrouve plus complète encore chez l'homme continent : « *illos hirquitallire qui non coeunt,* » disaient les Anciens. Cette odeur spécifique est probablement due (Mattei) à la résorption de la liqueur séminale dans le torrent circulatoire, et à l'élimination, par la surface cutanée, de ses principes odorants. Il est, en tout cas, certain que l'odeur séminale disparaît, au fur et à mesure que les fonctions génitales s'affaissent....

Enfin, dans la vieillesse, la peau exhale, comme l'a fait remarquer, « *sans métaphore,* » Bertrand de Saint-Germain (*Gaz. des Hôp.*, 1855, p.. 66), une odeur de feuilles sèches. On peut donc dire, avec cet auteur, que par le nez seul, et sans les yeux, on peut diagnostiquer l'âge des sujets, ou du moins la période de vie où ils se trouvent.

Il en est de même des races. Leurs influences sur l'odeur cutanée sont moins connues peut-être, mais tout aussi flagrantes. Les peuples du Midi ne sentent point comme ceux du Nord. « La chair du nègre n'est pas celle du blanc », disait Velpeau. La surface tégumentaire des Groënlandais et des Cosaques répand une odeur fétide : mais leur alimentation ichthyo-huileuse, et leur saleté assez ordinaire y sont pour beaucoup. Quoiqu'il en soit, l'odeur cutanée s'exagère ordinairement chez les habitants des pays chauds, dont la peau fonctionne plus que la nôtre : et, de même que les végétaux des latitudes les plus chaudes exhalent les plus fortes senteurs, de même la fleur humaine (pour user du mot de Gœthe) est aussi plus odorante, en ces régions. C'est ainsi que les Nègres exhalent autour d'eux une odeur ammoniacale et rance, ne disparaissant pas par les soins de propreté, et que Pruner-Bey attribue à une huile volatile dégagée par les follicules sébacés...

L'action du système nerveux sur la senteur cutanée est fort importante. Assez fréquemment, les excitations morales, les passions dépressives, les névroses, l'exaltent ou la modifient.

Gamberini cite le fait d'un jeune homme, qui, à la suite d'un amour contrarié et de violente jalousie, exhala de tout son corps une odeur fétide, nauséuse et très tenace (1). Le Dr Hammond (de New-York) a rapporté récemment *(Med. Record*, 21 july 1877, et *Giorn. intern. delle scienze mediche*, anno V, page 193) le fait d'un hypochondriaque dont la peau répand l'odeur des violettes ; le fait d'un choréique, exhalant l'odeur du pin ; le fait d'une hystérique, qui sentait l'ananas pendant ses crises ; il parle aussi d'une autre, qui avait une transpiration limitée à la moitié gauche antérieure de la poitrine, et exhalant l'odeur de l'iris : dans ce dernier cas, l'examen chimique de la sueur fut fait, et décela la présence d'un éther butyrique. Dans les *sueurs localisées*, ces bizarres anomalies osphrésiologiques sont loin d'être des raretés. Schmidt a connu un homme atteint d'hypérhidrose limitée aux mains et puant le soufre. Orteschi a observé une jeune fille qui, *sans aucune supercherie*, répandait une forte odeur vanillée, aux commissures des doigts. Barbier a cité le fait d'un capitaine d'infanterie, sujet à une transpiration

_____

(1) Annali universali (1854).

fétide de la moitié du corps seulement, réfractaire à tout traitement, au point qu'il fut forcé de rendre ses épaulettes. Toutes ces observations sont du ressort des troubles de l'innervation. Aussi, d'après Hammond, l'*odeur de sainteté* n'est pas une simple figure de rhétorique : c'est l'expression d'une sainte névrose, parfumant la peau d'effluves plus ou moins agréables, au moment du paroxysme religieux extatique...

Les faits précédents ne sont que curieux. En voici d'autres importants pour la pratique. Dans la *léthargie* (qui ne se produit guère que chez les hystériques), la perspiration cutanée donne une odeur cadavérique, ajoutant encore au tableau déjà si complet de la mort. Cette odeur a dû être, sans doute, la cause d'épouvantables erreurs : c'est, du moins, l'opinion de Bernütz *(Leç. sur l'hystérie, in Rev. thér.*, 1878, p. 407).

L'odeur exhalée par la peau dans les maladies mentales, odeur signalée, en 1862, par Dagonet, a été surtout étudiée par Févre (de Toulouse), dans son travail sur les altérations du système cutané dans la folie (Paris, 1876) : « L'odeur de la sueur chez les aliénés, dit-il textuellement, a des émanations spéciales, *sui generis*, pénétrantes et infectes, rappelant celles des mains constamment fermées, alliées à celles de bête fauve ou de souris. Cette odeur se rencontre surtout chez les paralysés généraux et les déments confirmés. Elle s'imprègne aux vêtements, objets de literie, meubles, ainsi qu'aux appartements occupés par les aliénés ; et elle est très tenace, *malgré tous les soins de propreté.* Cette odeur, dans la folie, est si caractéristique, que Burrows affirme que, s'il la sentait chez une personne, il « *n'hésiterait pas à la déclarer aliénée, quand même il n'aurait pas d'autre preuve.* » Un autre psychiatre anglais allait plus loin : Knight prétendait pouvoir, d'après l'absence de cette odeur pathognomonique, découvrir la simulation de l'aliénation mentale (*Knights* Obs. of the... insanity, etc. — *London*, 1827).

Sous le nom de *bromidrosis*, Hébra (*Mal. de peau*, trad. Doyon, t. I, p. 74) a décrit une affection, consistant en une mauvaise odeur de la peau, résultant d'une condition anomale de la *materia perspiratoria*, c'est-à-dire de l'exhalaison cutanée dans son ensemble (Βρω΄μος ι΄δρος), sans qu'il y ait, du reste, une augmentation visible de celle-ci.

Devergie avait déjà décrit cette affection, qu'il rapportait à la perspiration gazeuse cutanée (*Mal. de peau*, 3ᵉ édⁿ., 1863, p. 42), et Wyne-Foot avait fait de la bromidrose le sujet d'un intéressant article, auquel nous renvoyons, pour les détails : (*The Dublin, quaterly, j. of. méd. sc. may* 1866).

On sait que certaines portions du corps exhalent, par la peau, des senteurs fétides plus ou moins marquées. La *bromidrosis pedum*, par exemple, est une affection fréquente. Cette odieuse infirmité n'épargne même pas les rois. D'après Fagon, le Roi-Soleil jouissait, à cet égard, d'une célébrité peu enviable. Elle allait jusqu'à éloigner de son auguste personne même les courtisans, pourtant courageux. Toutes les prescriptions de l'ancêtre auquel Molière a assuré l'immortalité se brisèrent contre la tenacité de la bromidrose. *Elle tenait de race*, et l'histoire anecdotique rapporte que la reine Marguerite pardonnait plus facilement à son époux Henri IV ses légendaires infidélités, que la non-moins légendaire senteur de ses royaux orteils. D'après Tallemant des Réaux, Mme de Verneuil lui dit un jour « que bien lui prenoit d'être roi ; que sans cela on ne le pouvoit souffrir, et qu'il puoït comme charogne. »

D'après Hébra, cette infirmité tient plutôt à l'abondance de la sécrétion sudorale qu'à la réelle altération des produits secrétés. « Car, dit-il, l'odeur exhalée dans ces cas diffère plus par son intensité que par sa qualité. » Mais il est avéré, aujourd'hui, qu'elle est due aux acides gras caproïque et caprinique, dont la décomposition est favorisée par les chaussures et par l'adhésion des orteils entre eux. Chevreul a démontré que les principes de l'enduit sébacé sont les origines de ces acides, qui se produisent en présence de la sueur. Dernièrement, le D^r

George Thin, de la Société royale de Londres, a cru devoir faire intervenir ici l'action pathogénique d'un microbe particulier, le *bacterium fœtidum* : mais la présence de ce microbe est loin d'être constante ; est-elle seulement démontrée ?

Quoiqu'il en soit, la podobromidrose est fréquente, et elle est souvent héréditaire. En France, elle est un cas d'exemption du service militaire actif. Il n'en est pas ainsi en Allemagne, où elle est si fréquente que l'on a été obligé de prescrire aux troupes l'usage d'une poudre salicylée réglementaire désodorante.

Les sueurs inguino-vulvaire et inguino-scrotale possèdent une odeur aromatique particulière, qui rappelle très nettement l'odeur génitale spécifique *utriusque sexûs*.

La sueur de l'aisselle doit son parfum *sui generis* aux valérates, et surtout aux caproates alcalins (Ch. Robin, *Humeurs*, p. 625) et à certains acides libres, volatils et odorants : « Car, dit Robin, il n'y a pas d'odeur qui, dans l'économie, soit due absolument à un seul principe immédiat. Il y a toujours un mélange de ceux-ci ; et lorsqu'une odeur se rapproche de celle de quelque principe particulier (comme l'acide caproïque pour la sueur axillaire), elle n'est jamais franchement, tout à fait, celle du principe seul. »

La sueur axillaire revêt aisément l'odeur du

bouc chez les gens malpropres. Les anciens en faisaient le sujet de fréquentes épigrammes :

> « Valle sub alarum trux habitare caper. »
>
> CATULLE.

> « ... Lœdunt nares virque paterque gregis. »
>
> OVIDE.

« La puanteur des aisselles vient, parce que le lieu est concave, non perspirable, qui faict que les sueurs ne s'exhalent et ne perspirent : et partant acquièrent pourriture, et mauvaise odeur de bouquin ou d'espaule de mouton. » (*Amb. Paré.* — Lib. XIX, ch. 39). Explication très juste, croyons-nous.

L'hypérhidrose axillaire est fréquente. Elle se produit notamment lorsque le corps est à nu (*Aubert*, de Lyon) et, chez la femme, aux époques menstruelles : alors, elle répand fréquemment une odeur aromatique acidule ou chloroformée.

Pour ne rien omettre, mentionnons ici l'odeur du *smegma préputial*. Fade et aromatique à la fois, elle rappelle l'odeur de marée, d'écrevisse cuite. Lorsque le smegma est accumulé, il fermente facilement, et produit une odeur aigre et fétide, due à l'acide butyrique et surtout à l'acroléine, d'après Barallier (article *Crasse*, du Dict. de Jaccoud).

Les sueurs localisées, très étudiées en ces dernières années, et dont les causes résident, presque toujours, dans les troubles nerveux trophiques, sont ordinairement très odorantes. Cette odeur forte tient, croyons-nous, à la macération épidermique dans le liquide hyperhidrosique (la desquamation épithéliale étant, d'ailleurs, fréquente dans tous les états trophonévrotiques). Weir-Mitchell observait, du reste, que dans les lésions des nerfs, le territoire cutané correspondant exhale une senteur comparable à celle de l'eau croupie : il s'agit plutôt dans ces faits (croyons-nous), d'une dystrophie épithéliale, que de réelles altérations dans la sécrétion de la sueur.

Les *ingesta*, aliments et médicaments, éliminent volontiers par la peau leurs principes odorants, et viennent ainsi modifier l'odeur cutanée. C'est ainsi que l'ail, l'alcool, le café, les truffes, la valériane (Barallier), le musc, la térébenthine, le goudron, le soufre et les sulfures alcalins, les gommes-résines fétides, les éthers, l'angélique, l'acide benzoïque, l'iode et les iodures, le phosphore, etc... transmettent à la peau leur odeur propre, *plus ou moins modifiée*, selon l'activité fonctionnelle du tégument externe et les idiosyncrasies spéciales. Le copahu communique souvent à la peau sa senteur dénonciatrice. Le sulfate de potasse, pris à l'intérieur, se réduit dans l'organisme, et donne à la sueur l'odeur hydrosulfurée. Le phosphure de zinc donne des sueurs alliacées, etc.

Dans l'alcoolisme aigu, la sueur offre souvent l'odeur aldéhydique, odeur des plus utiles au diagnostic, par ce qu'elle différencie d'avec l'apoplexie la forme comateuse de l'ivresse. Reister a noté plusieurs fois dans la sueur l'odeur propylamique de conserves de sardines chez des personnes prenant de l'huile de foie de morue. J'ai noté dernièrement, chez une dame qui prenait de la liqueur de Fowler, l'apparition de sueurs axillaires très fétides, qui disparurent peu après la cessation du traitement arsenical, réclamée énergiquement par la malade.

Les odeurs professionnelles de la peau, très utiles en médecine judiciaire, doivent être signalées ici. Les vidangeurs, tanneurs, bouchers, charcutiers, fondeurs de suifs, etc., etc., exhalent par la peau une odeur *sui generis*. Les nourrisseurs, les palefreniers, sentent l'écurie et le purin. Le paysan du Midi sent l'ail et l'oignon par la peau. Chez les ouvriers en phosphore, on a décrit des faits où la peau des malades était, dans l'obscurité, environnée d'une vapeur lumineuse alliacée.

Chaque profession a son odeur. C'est dans ce sens que le fameux Vidocq a écrit : « Mettez-moi dans une foule : j'y reconnaîtrai, entre mille, un galérien, rien que par l'odorat. » Il ne faut pas croire que ces odeurs professionnelles soient indissolublement liées à la malpropreté. Chomel a observé, six semaines, dans son service, un palefrenier malade de pneumonie, dont les sueurs conservèrent, durant tout ce laps de temps, l'odeur manifeste de l'écurie...

Chez les enurésiques, une odeur urineuse ou de souris, « pénétrante et que rien n'empêche », a souvent servi aux médecins militaires pour déceler l'imitation de l'incontinence (Boisseau). C'est ainsi que, chez les constipés, apparaît aussi l'odeur fécaloïde de la peau ; et nous avons vu maintes fois cette odeur, perçue par les sujets, contribuer à l'hypochondrie, qui toujours guette ces sortes de malades.

L'odeur nosocomiale, sur laquelle H. Sainte-Claire-Deville a fait, en 1870, à l'Académie des sciences, une courte observation, cette odeur, essentiellement variable, est en grande partie le produit additionnel des odeurs cutanées. C'est pourquoi les salles de femmes et d'enfants sentent l'acide butyrique, tandis que les salles d'hommes ont une odeur alcaline, ammoniacale.

Les sécrétions cutanées voient leur odeur normale se modifier dans certains états morbides. Dans la goutte, elles prennent une odeur spéciale, comparée par Sydenham à celle du petit-lait. Elle est musquée dans l'ictère (Boerhaave); vinaigrée dans le carreau (Winslow); mielleuse dans la syphilis (Cullerier); urineuse dans les maladies urinaires (cystite); de bière aigre dans la scrofule (*Stark, in* Hebra); de pain chaud dans la fièvre intermittente (Heim). Dans le diabète, lorsqu'il y a des sueurs, elles sentent le foin (Latham) ou plutôt l'acétone (Picot): pour Bouchardat, l'odeur est intermédiaire entre celle d'aldéhyde et d'acétone, parce qu'elle est due au mélange, en proportion variable, de ces deux corps.

Dans le choléra, Drasch, Porker, ont constaté une odeur ammoniacale de la peau : ils l'attribuent à la sécrétion sébacée, chargée de l'élimination des produits uriques, dans cette maladie.

Chez les nouvelles accouchées, et dans la fièvre dite *de lait*, les sueurs, surtout nocturnes, exhalent des vapeurs acides. Dans la période d'invasion de la peste, la peau, disait Diemerbroëck, revêt une senteur particulièrement douce. Chose étrange, Dôppner, à Vetlianka, confirma cette ancienne observation, en disant *que tous les malades* répandaient une odeur spéciale, comparable à celle du miel (*The Lancet*, 1 feb. 1879).

Dans l'état fébrile, le tégument externe développe une odeur bien connue, celle de *moiteur*, que nous ne prétendons pas essayer de définir. Dans les fièvres infectieuses, l'odeur devient putride, ainsi que dans les maladies virulentes (rage, morve, pustule maligne). Virgile (Georg. c. III) décrit ainsi la sueur dans le charbon :

« ... Immundus *olentia* sudor
« Membra sequebatur... »

C'est observé, vécu, senti.

Dans la dysenterie, la sueur revêt l'odeur des déjections anales : « En entrant dans une salle de dysentériques, on est frappé [d'une odeur toute particulière, et qui ne ressemble à aucune autre. » (Masselou et Follet. — *Archiv. méd.* — Juin 1843).

Dans la fièvre typhoïde, l'odeur cutanée est remarquable. C'est une odeur de sang, disait Béhier. Indépendante des excrétions, cette odeur cutanée, écrivait audacieusement Fréd. Bérard, attire les mouches *sur un cadavre encore vivant*. Pour peu qu'elle soit marquée, elle annonce effectivement une mort prochaine : Une sueur avec odeur cadavéreuse précède la mort, dit Boerhaave (aphor. 728 de l'*éd. princeps*). Le Dr Athaus rapporte que Skoda ne s'y trompait guère, et Crompton (de Birmingham) insistait aussi sur ce symptôme clinique important. La puanteur agonique diffère, du reste, absolument, de l'odeur de la mort, qui, de l'aveu de tous, est particulière et diffère elle-même complètement de l'odeur putride.

C'est à tort que les livres classiques se plaisent à comparer à l'odeur de souris l'odeur de la peau dans la dothiénentérie. C'est bien l'*odeur de sang* de Béhier. Quant à celle de souris, c'est dans le typhus qu'on la constate plutôt. C'est donc une erreur de dire avec Hjaltelin qu'il y a idendité d'odeur, et une absurdité de conclure (d'après cette prétendue identité) à l'analogie des deux fièvres.

L'odeur putride, avec nuances variables, est aussi manifeste dans la pyosepticémie, le scorbut, la fièvre rémittente bilieuse, la cachexie aqueuse ou chlorose d'Egypte de Griesinger. La connaissance, toute moderne, des altérations sécrétoires de la peau dans ces maladies, explique ces symptômes. Quant à l'odeur ammoniacale signalée dans les affections cérébrales (Requin, Charcot, etc.) nous pensons, avec Lallemand, qu'elle provient de la miction qui, chez ces malades, s'opère souvent par regorgement et d'une manière incessante.

De Mersemann, dans sa magistrale description de la *Famine des Flandres*, a peint l'odeur de la peau dans l'inanition, et les troubles profonds de la nutrition épidemoïdale déterminés par la fièvre de famine. Il insiste sur la putréfaction sur place de ces résidus épithéliaux formant « une croûte noirâtre d'une fétidité horrible, qui imprégnait pour longtemps la main qui la touchait d'une odeur repoussante... L'infection que répandait le corps de ces exténués par la disette était telle, que ceux qui leur portaient des secours étaient obligés de laisser ouvertes les portes et lucarnes avant de pénétrer dans leurs demeures. »

Dans le rhumatisme articulaire aigu, l'acidité de la sueur s'accroît, en même temps que son abondance, surtout au niveau des articles engorgés. Son odeur devient manifestement aigrelette et pénétrante. A quoi tient cette modification odorante ? A l'acide lactique, disent Williams, Simon et d'autres. Mais ces auteurs ignorent-ils que l'acide lactique n'a pas d'odeur ?

L'odeur tient, ici comme toujours, à des acides de la série grasse : acétique (Schottin) et formique (Donders), soit que ces acides existent dans la sécrétion sudorale des rhumatisants, soit qu'ils soient le produit de la transformation des sécrétions cutanées dans leur ensemble. En tout cas, c'est bien légèrement qu'Ernest Besnier (art. *Rhumatisme*, in D. Dechambre) prétend que l'odeur cutanée n'a rien de spécifique et n'est que « la résultante de l'abondance des sueurs de la rétention et de la décomposition de leurs éléments solides (matière sébacée, épiderme macéré), favorisée par l'hyperthermie, l'immobilité et l'imprégnation de linges longtemps conservés. » Non : l'odeur de la sueur rhumatismale est nettement acéto - formique. L'abondance

des sueurs des phtisiques donne-t-elle jamais
l'odeur des sueurs rhumatismales ? Et cette
dernière odeur rappelle-t-elle en quoi que ce
soit l'épiderme macéré ? Quant à l'immobilité
dans des linges peu renouvelés, elle ne saurait
aucunement créer cette senteur *sui generis*, facile
à constater même à son *maximum*, malgré les
changements de draps et de matelas, et les soins
de propreté les plus minutieux.

Dans la suette miliaire, l'odeur sudorale, aigre
et nauséeuse à la fois, a été comparée, par les
écrivains épidémiologistes, à celles du vinaigre,
de l'huile rance, de la moisissure, etc. — Pujol
(*œuvres* III, page 284) lui prête l'odeur urineuse.
La comparaison la plus vraie, pour nous, est
celle que Lepecq de la Closture emprunte à
la *paille pourrie*. Dans un des cas de suette
observé par nous, en Franche-Comté, le malade
se plaignait « d'être, comme Job, sur son
fumier », et de s'y infecter lui-même. Cette
sueur altérée fermente facilement, ce qui a pu
faire dire à Stoll, dans l'un de ses aphorismes :
« La sueur de la miliaire sent bientôt le vinaigre
vappide. »
Cela nous amène à dire ici quelques mots de
l'odeur cutanée dans les exanthêmes fébriles.
Hébra rapporte que Heim (de Berlin) a soutenu
que chaque exanthême avait une odeur particu-

lière, reconnaissable pour le médecin exercé. Dans la rougeole, l'odeur rappellerait les plumes nouvellement arrachées : dans la scarlatine, le pain nouvellement cuit ; dans la petite vérole, la bête fauve, la ménagerie. « Ces odeurs, ajoute Hébra, ne sauraient être caractéristiques, parce qu'elles ne sont pas assez tranchées. » Ce n'est pas là un reproche fondé. Heim aurait dû se rappeler que tout ce qui est exagéré est insignifiant ; en bannissant les comparaisons pittoresques et les exagérations, on peut trouver, toutefois, dans les exanthèmes fébriles, des différences d'odeur peu marquées, mais appréciables. Il est certain, par exemple, que la peau du varioleux en pleine période suppurative, répand une odeur tout autre que celle du rubéolique.

Les dermatoses, quelles qu'elles soient, lorsqu'elles sont situées au pourtour des organes génitaux, de l'anus, des orteils, de l'aisselle, etc... exhalent, exagérée et fétidifiée, l'odeur particulière que possèdent ces régions du corps.

Les croûtes scrofuleuses, les dermatoses lymphatiques, eczéma impétigineux, etc., croûtes de gourmes, etc., possèdent l'odeur acide faible ou de moisi. L'acné sébacée fluente et croûteuse exhale une odeur nauséeuse, rance, *sui generis*. L'*eczéma pilare*, probablement à cause de la rétention des produits épanchés, a une fétidité repoussante. Le *rupia* n'est pas seulement hideux (Ρυ'πος) par ses croûtes et son pus, mais aussi par son odeur fétide, important caractère de cette syphilo-dermite. Le pemphigus rend une sérosité normalement d'odeur fadasse. Si cette odeur devient gangréneuse, elle annonce toujours la forme maligne et septicémique ·de la fièvre pemphigoïde (voir *Bazin*, et sourtout *Guibout*. — Mal. de peau, 1876, p. 428).

Les odeurs de l'impétigo, du rupia, etc., sont dues, on le comprend, à la décomposition du muco-pus de ces dermatoses, et à la macération des exfoliations croûteuses dans les liquides pustulo-bulleux altérés. Nous reviendrons, du reste, sur l'origine de ces odeurs dans le chapitre consacré au *pus*.

Les cheveux possèdent une odeur normale particulière et mal définissable. Cette odeur varie avec la race, et l'on sait qu'elle est musquée chez les Chinois, indépendamment de tout cosmétique (l'odeur musquée persiste même après lavage avec la potasse, dit *Galippe* (soc. de biologie, 25 janvier 1879).

Le cheveu tombé perd son odeur. Les coiffeurs reconnaissent parfaitement bien, à la simple odeur d'une natte, si les cheveux ont été coupés sur le vivant ou si la natte est composée de cheveux tombés.

Dans l'hystérie et surtout dans l'hystéro-épilepsie, les cheveux prennent, au moment des crises, une odeur spéciale, toujours la même, qui rappelle l'odeur de l'ozone, celle de la machine électrique fonctionnant par un temps sec.

Dans le *favus*, l'odeur du cuir chevelu a une grande valeur diagnostique, signalée par tous les dermatologistes. Nauséabonde et fétide, elle a été comparée à celle d'une couvée de souris (Hardy), à l'urine de chat (Biett), à l'odeur de marécage (Alibert). Elle augmente avec l'ancienneté du mal, et elle s'atténue, *sans toutefois disparaître*, par le traitement et par les soins de propreté. Voilà une de ces odeurs qui permettent au nez exercé de *flairer* sans erreur la teigne faveuse. Elle est vraiment caractéristique de cette affection, et Lailler, dans ses *Leçons sur les teignes*, dit qu'il suffit de l'avoir constatée une fois pour la reconnaître facilement.

L'odeur faveuse est parfaitement distincte de celles que répandent les pseudo-teignes, et notamment la teigne granuleuse d'Alibert, simple impétigo du cuir chevelu, souvent odorant, mais dont la senteur mordante et diffusible se rapproche étrangement de celle du lait tourné, et point du tout de celle de souris.

TABLEAU SYNOPTIQUE DE L'ODEUR CUTANÉE

Odeur dans l'état de santé
- Individuelle.
- Selon la couleur des cheveux.
- Dans les diverses races.
- Dans les deux sexes.
- Aux divers âges.
- Dans les diverses régions du corps
- Selon les *ingesta*.
- Professionnelle.

Modifications d'influence nerveuse
- Passions et névroses.
- Folie.
- Hyperhidroses localisées.

Odeurs pathologiques
- Dans la goutte, l'ictère, le carreau, les uropathies, la scrofule, le diabète, etc.
- Dans la puerpéralité.
- Dans les fièvres infectieuses :
  - choléra.
  - dysenterie.
  - fièvre typhoïde.
- Dans l'inanition.
- Dans le rhumatisme aigu.
- Dans la suette miliaire et les autres exanthêmes fébriles.
- Dans les dermatoses.

Odeur des cheveux.

II

L'ODEUR DE L'HALEINE

L'haleine est l'air expiré soit par la bouche, soit par le nez. Or, en passant par les fosses nasales, l'air expiré peut subir certaines modifications odorantes. Il importe donc au clinicien qui veut asseoir sérieusement son diagnostic, de distinguer toujours avec netteté l'haleine buccale de l'haleine nasale. Jusqu'à l'isthme du gosier, l'air expiré aura son odeur modifiée par les fièvres, nosohémies, intoxications, maladies des appareils respiratoire, digestif, urinaire, etc. Passé l'isthme du gosier, l'haleine ne sera plus modifiée, dans sa senteur, que par les maladies de l'appareil buccal et de ses annexes, ou par les altérations de cet organe, si compliqué anatomiquement, qui sert à la fonction olfactive.

Nous étudierons donc d'abord l'haleine *nasale*, la plus simple pour l'étude, pour finir par la plus complexe, l'haleine *buccale*.

HALEINE NASALE

Dans le *coryza aigu*, l'air expiré par le nez revêt une odeur fade, mais pénétrante, que je crois devoir attribuer à des particules d'ammoniaque, Donders ayant péremptoirement démontré la présence d'Az H⁺ Cl, dans la sécrétion muqueuse de la pituitaire enflammée.

Le coryza chronique s'accompagne volontiers *d'ozène*, cette infirmité justement surnommée « la vraie croix du malade et du médecin. »

Quand l'ozène tient à une suppuration osseuse, l'odeur est d'autant plus marquée, que la lésion est plus étendue et la stagnation du pus dans les ulcérations des cornets et des sinus plus complète. Les anciens, qui attribuaient la punaisie à l'écrasement du nez, avaient, toutefois, remarqué que, s'il est des camards punais, il en est beaucoup qui ne le sont pas : c'est que l'écrasement du nez est ici bien plus souvent l'effet que la cause. Cependant, il faut observer que les nez écrasés sont souvent l'apanage des strumeux : or, la scrofule est une cause d'ozène que l'on peut discuter, mais non pas contester.

Les alternatives incessantes de la fonction respiratoire hâtent singulièrement la putréfaction des produits exhalés : Schuermans (*soc. méd. de Bruxelles*, 6 mai 78), attribue même un grand rôle dans ce sens, à la vapeur d'eau exhalée par les poumons.

En dehors de toute altération osseuse, les rhinites chroniques, l'éczéma des fosses nasales, le coryza morbilleux, sujet à s'éterniser, etc., sont aussi des causes d'ozène. Par quel processus anatomo-pathologique ? Goffstein (*Breslau artz zeitg.* 1879, p. 7,18), a souvent trouvé, dans ses autopsies micrographiques de punais, la pituitaire atrophiée et ses glandules ayant subi la dégénérescence graisseuse : c'est à ces lésions qu'il lie les modifications sécrétoires odorantes. Masséi (de Naples) considère, selon la mode trop exclusive du moment, la punaisie comme une affection de nature parasitaire.

Un calcul des fosses nasales, un corps étranger, etc., provoquent parfois le symptôme ozène et trompent ainsi le diagnostic. Pury (*Ab-méd.* 1847, p. 116), Mascarel (*G. des hôp.* 1851, p. 503), Kostlin (id. 1856, p. 99), Lemaître (*Soc. anat.* Déc. 1874), Tillaux (*Soc. Chir.* 26 Janv. 1876), Betz (*Monatsch f. Ohrenheilkunde*, 1878, n° 12), en ont rapporté, tour à tour, les plus curieuses observations.

Mais la cause de beaucoup la plus fréquente de dysodie réside dans l'altération osseuse. Amb. Paré ne l'ignorait pas, lui qui s'écrie poétiquement, en son *VIIe Canon et Reigle chirurgique* :

> « S'il tombe quelque os du palais
> Danger y a d'estre punais ! »

Dans la syphilis, l'effondrement du vomer, en écrasant le nez à sa racine, favorise la stagnation du pus : il se produit alors, selon la très juste comparaison de Niemeyer, une putréfaction comparable à celle de l'impétigo mastoïdien infantile, dans lequel le pus, sécrété entre l'oreille et la tête, dans une fente étroite, prend aisément l'odeur cadavéreuse.

Nous sommes loin du temps où Boyer écrivait que l'ozène est toujours dû à « des ulcères putrides malins. » Tout le monde admet aujourd'hui le *fœtor narium* sans ulcérations ; on l'a même constaté chez des sujets à sécrétion nasale si rare qu'on a pu attribuer l'ozène, non à l'altération de produits sécrétés, mais à la seule exhalation fétide de la membrane de Schneider (F. Niemeyer. *Path*. Ed. I., t. I., p. 298). Dans ces cas, la punaisie n'est-elle pas comparable à la *bromidrosis pedum*, qui se produit, chez les sujets les plus soigneux, en dehors de toute sécrétion stagnante ? ou aux blennorrhagies fétides, décrites par Trousseau ? ou, enfin, à ces dermatoses qui, sous des influences nerveuses, répandent l'odeur la plus infecte (acné et eczéma fétides de Hebra) ? — Ce qui démontre la vraisemblance de ces comparaisons, c'est : 1° que l'ozène *sine materia* est fréquent chez la femme surtout (Voltolini) ; 2° qu'il est souvent héréditaire, au dire de tous les auteurs ; 3° qu'il peut affecter le type intermittent (n'exister, par exemple, que durant la période menstruelle). Max Simon (*in Bull. de thér.* 1850), cite le fait curieux d'une jeune fille atteinte d'ozène essentiel, et chez laquelle la sérosité d'un vésicatoire offrit la même repoussante odeur que l'haleine nasale : « c'était, en quelque sorte, dit-il, un ozène du bras, montrant bien le vice constitutionnel de la punaisie. » L'auteur de ce mémoire a vu un ozène, guéri par les douches nasales de Weber, faire place à des pertes blanches fétides : un fait presque analogue a été signalé par Hoffmann (cité d[s] J.-B. Blatin. *De la leucorrhée, etc.)*

D'après Tillot (*Ann. des mal. de l'or. et du larynx*, 1875, p. 112. du tome I), l'ozène essentiel est franchement caractérisé par l'odeur *suí generis* de marécage : cette odeur, ordinairement méconnue du malade, se rapproche, effectivement, davantage de la putréfaction végétale que des putrilages animaux. Elle n'en est pas moins diffusible et intolérable. Parfois elle force les malheureux punais, repoussés par la Société, à s'évader de l'existence par le suicide. L'odeur est, du reste, aussi diffusible qu'elle est répulsive. Trousseau rapporte qu'ayant un jour reçu dans son cabinet une jeune fille atteinte d'ozène, il fut forcé de laisser ouvertes toute la journée les fenêtres de son appartement. L'odeur de l'ozène est, enfin, très spéciale, au point que les simulateurs, pourtant féconds en ressources, ont rarement essayé de la feindre, en introduisant dans leurs fosses nasales diverses substances fétides, viande pourrie, Roquefort (Boisseau).

Symptôme de rhinites diathésiques, la punaisie n'a plus alors son odeur de marécage. Dans la scrofule, elle rappelle, à s'y méprendre, la senteur aigre et repoussante de la punaise écrasée ; dans la syphilis, elle exhale une odeur spermatique fade et écœurante, assez bien comparable à celle du merlan frais.

La fétidité des coryzas chroniques s'exaspère par l'époque menstruelle (Voltolini) et par les phlegmasies aiguës de la pituitaire intercurrentes. — (Gerdy, Trousseau).

L'haleine nasale voit son odeur se modifier dans d'autres maladies. Dans la diphtérie, on voit souvent filtrer par le nez des sécrétions qui donnent à l'haleine une senteur intermédiaire entre la punaisie et la gangrêne (Sanné). Elle est d'une haute importance pronostique, parce qu'elle annonce toujours l'hypertoxie.

Dans le lupus scrofuleux des fosses nasales, l'odeur manque souvent, parce que le muco-pus ne trouve pas, dans la faible quantité d'air qui passe entre les narines oblitérées, les conditions nécessaires à la fermentation. D'ailleurs, il faut bien dire que les rhinites ostéo-périostiques sont loin de s'accompagner fatalement d'ozène. Dans le coryza caséeux (Duplay, Périer), l'haleine revêt en partie l'odeur des grumeaux infects sécrétés.

Les affections des sinus maxillaires déterminées par des caries dentaires, catarrhes chroniques, ostéo-périostites, corps étrangers animés (larves de muscides) ou inertes (projectiles de guerre), etc., — donnent à l'air expiré une senteur fétide très marquée, à cause de la rétention des produits sécrétés, subissant la fermentation putride.

Cette odeur est sentie non-seulement par l'entourage du malade, mais aussi par le malade lui-même qui, pour son malheur, a généralement conservé l'intégrité sensorielle de la portion olfactive de son appareil nasal.

RÉSUMÉ DE L'ODEUR NASALE

Etude du processus *ozène* et de sa pathogenèse.
Différences d'odeur selon les causes.
Corps étrangers des fosses nasales.
Ozène dit *essentiel*. — Ozènes diathésiques.
Haleine nasale dans la diphtérie, le lupus, les maladies des sinus.

HALEINE BUCCALE

Nous insisterons particulièrement sur cette esquisse séméiologique, qui n'a jamais été tentée, jusqu'ici, par aucun médecin. On verra que des conséquences pratiques et thérapeutiques s'en dégageront nombreuses. La question atteint parfois une importance sociologique : certaines législations (Espagne, Etats-Unis) admettent, comme causes de divorce et de séparation, la stomatodysodie.

Dans l'état de santé, l'odeur de l'haleine existe, particulière, mais peu prononcée. Douce dans la jeunesse, elle s'accentue avec l'âge. Le matin, elle est aigre et mauvaise, par suite des altérations que subit, pendant la nuit, le mucus bucco-pharyngien, et de la fermentation des résidus alimentaires. L'haleine contracte, chez certaines personnes, l'odeur des *ingesta*, et notamment de l'ail, du tabac, de l'alcool, etc... Au moment des règles, les femmes exhalent généralement par la bouche une odeur forte, insupportable, rappelant l'odeur de moisi : c'est une remarque qui a échappé dernièrement à l'un des membres de la Société Neurologique de Londres, société qui compte dans son sein beaucoup de femmes. Il y a donc lieu de recommander aux femmes, au moment de la période menstruelle, les soins d'hygiène buccale les plus impérieux.

L'odeur normale de l'haleine est due (Regnault) à de faibles quantités de carbonate d'ammoniaque et d'hydrogènes sulfuré et protocarboné. Chez les urémiques, qui rendent par l'expiration des produits ammoniacaux, l'odeur de l'haleine est assez analogue à celle du poisson avancé.

« L'odeur de l'haleine fébrile, dit excellemment Racle (*Diagnostic*, Ed. de 1878, p. 514), est caractéristique : il serait difficile de la définir, mais tout le monde la connaît. »

Au début de la fièvre puerpérale, les accouchées exhalent une haleine très-aigre.

Dans la fièvre hectique, la septicémie, la manie aiguë, elle revêt la senteur fade et nauséeuse de souris.

Dans la gangrène des plaies, les produits volatils du sphacèle (acides gras, valérianate d'ammoniaque, carbures et sulfures d'hydrogène) sont incessamment résorbés par le torrent circulatoire, et, en s'éliminant par les poumons, ils donnent à l'haleine la puanteur caractéristique de la gangrène.

« Les enfants qui ont une température élevée (pneumonie) ont souvent une odeur chloroformée de l'haleine » : voilà une remarque du Dr Kien (*in. Gaz. méd. Strasb.* VIII, 1878) dont tous les praticiens ont pu souvent vérifier, comme nous, la grande justesse : nous croyons cette odeur due à l'acétone.

Dans la dysenterie aiguë, les fièvres graves,

l'envenimation ophidienne, etc., l'haleine est puante et cadavéreuse. Dans la peste antique (typhus), nul, mieux que le poète Lucrèce, n'exprima les modifications odorantes que subit l'air expiré :

> « Spiritus ore foràs tetrum volvebat odorem,
> « Rancida quo perolent projecta cadavera ritu. »

Dans la fièvre typhoïde, la fétidité de l'haleine est le plus souvent très marquée. Mais elle nous semble tenir surtout, dans ce cas, à l'état local de la bouche, aux fuliginosités. Huxham n'a-t-il pas écrit, il y a plus de deux cents ans, cette vérité : « Le sang de la fièvre putride exhale une odeur fétide, même au sortir des vaisseaux. » ? *(Cf. Alquié — Path. méd.*, 1850, t. ɪ, p. 66).

Dans la période algide du choléra, Martin-Lauzer et Cotin ont justement comparé à l'odeur cuivreuse la sensation olfactive causée par l'haleine froide des cholériques.

Dans le délire aigu, dit Esquirol, l'absence de fétidité de l'haleine permet un pronostic de bon aloi : fait de haute importance en psychiatrie, où rien n'est plus incertain que la prognose.

Bien des substances éliminent par l'haleine leur senteur plus ou moins modifiée. C'est le cas des résines, gommes-résines, térébenthines, et des produits qui (comme l'ail et les crucifères), renferment des essences volatiles. Le musc donne à l'haleine son odeur suave, l'eucalyptus son odeur embaumée ; le copahu, son odeur balsamique et térébenthacée accusatrice. Dans le saturnisme, l'iodisme, le carbolisme, l'empoisonnement par l'eau de javelle, l'odeur de l'haleine est caractéristique...

L'haleine des hydrargyriques répand, bien avant tout ptyalisme mercuriel, une odeur métallique spéciale, reconnaissable pour tout nez exercé. Cette modification odorante de l'air expiré peut faire flairer au médecin l'approche de la stomatite : elle donne, en tout cas, l'assurance (dans le cas de frictions napolitaines, p. ex.) que Hg a été bien absorbé.

Dans l'empoisonnement par l'alcool, les gaz de l'haleine ont l'odeur plus ou moins marquée d'aldéhyde : ce qui assure le diagnostic et permet de déjouer la simulation chez celui qui vient de commettre un crime, par exemple.

Les sulfures alcalins, décomposés par l'action du suc gastrique, éliminent HS par l'haleine : on le voit, après l'ingestion des eaux sulfureuses *dites* accidentelles (Enghien, Aix-la-Chapelle, Guillon, etc.) : c'est même ce qui explique l'action pulmothérapique de ces eaux-là. Avec les eaux sulfureuses naturelles du groupe des Eaux-Bonnes, Cauterets, etc., l'odeur de l'air expiré est moins prononcée : elle rappelle celle des œufs durs. Le sulfure de calcium, employé dans le croup, donne, au contraire, à l'haleine, une odeur sulfureuse très marquée (œufs couvis). (1)

Dans le diabète, l'haleine répand une odeur spéciale accentuée, caractéristique, acidule, un peu alcoolique et comme vineuse, parfois vinaigrée ou d'odeur de bière aigre. Les nuances et l'intensité de cette odeur de l'haleine varient selon le degré de la glycohémie : souvent, elle est assez pénétrante pour remplir la chambre et les vêtements du diabétique, de ses émanations aigrelettes particulières. Grellety en dit : « C'est une odeur qu'on n'oublie pas, et qui, plus d'une fois, m'a servi à dépister la glycosurie. » Duboué (de Pau) affirme également que ce symptôme lui a souvent permis de *flairer* le diabète. (*Soc. de chir*. 12 juin 72) : « Quant à donner, ajoute-t-il, une idée de cette odeur à ceux qui ne l'ont pas encore perçue, j'avoue que je suis tout à fait incapable de le faire. Le seul conseil que je puisse donner, à cet égard, c'est de

---

(1) Le docteur William Reisert a observé que, chez quelques personnes soumises à l'usage du sous-nitrate de bismuth, l'haleine prenait une odeur se rapprochant de celle de l'ail, et il attribue cette odeur à la présence du tellure et non à l'arsenic. Dans ses expériences, lorsque le bismuth était très pur, l'odeur alliacée était nulle. L'ingestion de 5 milligrammes d'oxyde de tellure était suivie, à bref délai, de l'odeur caractéristique d'ail, avec un goût métallique dans la bouche. (*New-Orléans, Méd. and. Surg. Journ. Mai* 1884).

sentir l'haleine des malades notoirement diabétiques. J'ose affirmer qu'on n'oubliera plus leur
odeur, et qu'on la reconnaîtra plus facilement
dans l'avenir. » L'odeur de l'haleine diabétique
est, en effet, *particulière*. C'est ce qui explique
les multiples et bizarres comparaisons dont elle
a été l'objet ; Pavy l'assimile à celle des pommes
mûres, Latham au foin coupé, Gubler à la
choucroûte, etc.

Faible, elle est due à l'aldéhyde, produit par
la fermentation du sucre de la salive. Plus
marquée, elle ressemble assez à celle du chloroforme, de l'éther acétique, et est due à l'*acétonémie*,
fermentation anomale décrite pour la première
fois par Cantani. Alors, l'odeur indique toujours
une respiration incomplète, un *mauvais état du
poumon*. L'odeur d'acétone est généralement
pénétrante : c'est ainsi que le malade de l'*Osser-
vazione LXXXIV du Traité* de Cantani, empeste,
en quelque minutes, un cabinet de consultation.
Forte et diffusible, l'odeur d'acétone entraîne
parfois de la céphalée et des étourdissements,
chez les personnes qui vivent avec un diabétique.
Mais il faut, pour cela, comme le remarque
justement Balthazar Foster (*Brit. méd. j.* 19
january 78) que le diabétique soit un peu fébri-
citant : alors seulement, l'acétone est capable
de se volatiliser notablement dans l'haleine.

Chacun sait, aujourd'hui, que l'acétonémie
existe dans certaines fièvres et dans les affections

organiques de l'estomac : c'est à elle que nous rattachons l'odeur chloroformée des enfants pneumoniques.

L'odeur d'acétone est des plus utiles à constater dans le diabète, non-seulement pour prévoir le *coma* (J. Cyr) dont l'acétonémie est la cause presque univoque, mais encore et surtout pour reconnaître une glycosurie échappée au diagnostic, ainsi que Latham *(Facts and opinions, etc.)*, déclare l'avoir fait bien des fois. N'oublions point, d'ailleurs, que l'acétonémie peut apparaître au début même de la maladie (Lécorché), et avouons que l'osphrésiologie sert puissamment la clinique !...

Dans une période très avancée du diabète, l'haleine devient fétide, nauséeuse, pénétrante, et Max Durand-Fardel la considère alors *(Lettres sur Vichy)* comme un symptôme du plus fâcheux augure. Cette odeur tient aux altérations des liquides de la bouche, et surtout aux désordres trophiques, appelés sur les dents et le périoste alvéolo-dentaire par les progrès de la cachexie et par l'action chimique de l'acide lactique, incessamment formé dans la bouche aux dépens de la salive sucrée.

Lorsque, dans les multiples maladies de l'appareil urinaire, l'haleine vient à contracter l'odeur ammoniacale, c'est un signe peu trom-

peur que l'urémie est aux portes de l'organisme.
Quand l'urémie est confirmée, l'haleine alors
revêt une odeur analogue à celle du sulfhydrate
d'ammoniaque ou, comme nous l'avons dit déjà,
du poisson pourri.

D'après Charles Robin (*Humeurs*, p. 792), dans
les abcès du foie et d'autres organes de la cavité
abdominale, l'haleine acquiert une odeur marquée de macération anatomique : « Cette odeur
peut venir en aide au diagnostic, quand celui-ci
n'est pas porté ; elle est due à ce que la vapeur
d'eau et les gaz exhalés par la respiration
entraînent les principes volatils et les subtances
coagulables altérées qui donnent au pus son
odeur, et se trouvent incessamment résorbés par
les capillaires, tant que l'abcès n'est pas ouvert.
Des phénomènes analogues s'observent dans les
cas de rétention des matières fécales : les
substances organiques altérées et les principes
volatiles qui leur donnent leur odeur, partiellement absorbés par l'intestin, sont exhalés par
les poumons. » C'est pour cela que les hypochon-
driaques, qui souvent sont des constipés,
exhalent une haleine excrémentitielle. Enfin,
l'on se souvient que, tout à l'heure, pour
expliquer l'odeur spéciale de l'haleine dans le
sphacèle, nous émettions une théorie très
analogue. On peut, enfin, se rendre compte, de

la même manière, de la fétidité particulière de l'haleine, signalée constamment dans la pourriture d'hôpital : surtout s'il est vrai (comme l'assure le Dr M. Tribes dans une excellente monographie), que l'odeur de l'air expiré soit semblable à celle de l'eschare placée à la surface de la plaie.

Dans une série de cas d'ictères graves, J. Arnould *(Rec. de mém. méd. et ph^{ie} m^{res}, t. XXXIV, p. 54)* a constaté chez les malades, une extrême fétidité de l'haleine, qu'il n'hésite pas à qualifier de *fécale :* cette haleine persistait durant toute la période d'état, mais seulement chez les sujets destinés à guérir. On conçoit l'importance pronostique d'une semblable particularité, si elle venait à être signalée par d'autres observateurs d'hépatites aiguës (fièvre jaune, ictères aigus, etc).

Dans la dyspepsie, l'haleine prend une odeur aigre, presque acétique. L'haleine dite *butyrique* appartient aux enfants qui tètent, surtout lorsqu'ils sont élevés au biberon : car le lait de vache est bien plus riche en beurre que le lait féminin.

Quand l'acescence normale des enfants augmente, sous l'influence de phlegmasies gastro-intestinales, l'haleine cesse d'être butyrique : elle devient fétide.

L'odeur sulfhydrique de l'haleine appartient à l'embarras gastrique, à la dilatation gastrique œsophagienne avec putréfaction des aliments. Lancereaux a également décrit, sous le nom de *dyspepsie fétide*, une sorte de catarrhe gastrique, où l'haleine devient particulièrement désagréable ou nauséabonde.

Chez les enfants qui ont des ascarides, l'odeur alliacée de l'haleine a été notée avec insistance par les vieux cliniciens comme un important symptôme. Double (*Semeiotique, III*) affirme même qu'il ne faut pas tarder, d'après cette seule indication, à user, aussitôt, des anthelmintiques.

Nous avons parlé tout à l'heure de l'odeur cuivrée de l'haleine des cholériques. Griesinger et d'autres ont signalé aussi l'odeur « manifestement spermatique » : pour nous, elle vient des vomissements riziformes ; car elle n'a été signalée que dans la période phlegmorrhagique de la maladie.

Ambr. Paré (liv. xix, ch. 29) a fait, sur les bossus, une de ces observations singulières et naïves dont il est friand : « Ils ont volontiers, dit-il, l'haleine puante ; à raison que l'air qu'ils respirent est trop longtemps retenu dans leur thorax courbé. » Le fait est-il vrai ? Nous ne le croyons pas ; et s'il l'était, peut-être faudrait-il chercher une explication plus scientifique que celle de Paré.

L'odeur dans les maladies des voies respiratoires va maintenant nous occuper.

Lorsqu'une ulcération cancéreuse vient à s'établir dans le larynx, l'odeur de l'haleine devient d'une fétidité nauséabonde et caractéristique. Le malade, assure Fauvel (Mal. du larynx 1876, p. 708) n'aurait, en général, aucune conscience de ce symptôme, « pas plus que le punais de son infecte odeur. »

Dans la phtisie pulmonaire et laryngée, la fétidité n'existe, ordinairement, que d'une façon toute passagère : quand, par exemple, le pus a stagné une nuit dans des cavernes et sur des ulcérations, l'haleine prend une odeur fade spéciale, dite marécageuse.

Dans l'hémoptysie, l'haleine répand l'odeur spéciale acidulée du liquide sanguin, et cette odeur est fréquemment prémonitoire du crachement de sang.

Dans l'apoplexie pulmonaire, elle offre la singulière senteur de l'ail ou du sirop antiscorbutique, signalée par N. Guéneau de Mussy : cette odeur alliacée devient parfois gangréneuse, signe pronostique dont nous dévoilons l'importance au chapitre des « *crachats* ».

Dans le sphacèle du poumon, l'odeur est très forte, très fétide, et subit de remarquables alternatives d'intensité, que Trousseau, à bon droit, considérait comme caractéristiques. Pénétrante et des plus incommodes, l'odeur de l'haleine nécessite alors souvent l'isolement des malades : elle infecte même les salles contiguës, y répandant sa pénétrante et nauséabonde odeur de plâtre récemment gâché. Même dans le sein de sa famille, le malade peut devenir un objet invincible de répugnance : plus d'une fois, médecins et gardes-malades ont dû convenir de l'extrême difficulté des soins, en pareil cas.

Heureusement, l'odeur n'est pas toujours aussi diffusible : parfois, dans les cas douteux et surtout au début du mal, il est utile de faire tousser le malade, pour pouvoir flairer l'odeur que l'agitation de la toux imprime à l'haleine.

On a, chacun le sait, signalé assez fréquemment des cas de gangrène pulmonaire, confirmée à l'autopsie, sans symptôme osphrésiologique du côté de l'haleine. Leuret en a observé un cas curieux chez un aliéné de Bicêtre *(Gaz. méd. 1847, p. 711)*. Inversement, il arrive que des aliénés, les lypémaniaques surtout, exhalent une odeur très-voisine de l'odeur pulmo-gangréneuse, sans que l'autopsie vienne déceler le moindre sphacèle, même partiel, du poumon. *(Obs. de Marcé, Ghislain, etc.)*

Dans la bronchorrhée liée aux ectasies bronchiques, l'odeur de l'haleine rappelle celle des putrilages animaux : très-différente de la précédente, elle n'est pas moins diffusible, et empeste péniblement les salles et les escaliers. (Trousseau *Clin. H. D.* t. II, p. 682).

Nos lecteurs trouveront au chapitre *Crachats* le complément de ces études de l'haleine dans le maladies des voies respiratoires. Ils comprennent les liaisons séméiologiques qui unissent intimement les deux études.

Dans la muqueuse buccale, au contact de diverses portions de la bouche et de ses annexes, l'odeur de l'air expiré se modifie.

La salive normale a une odeur fade et nauséeuse : c'est elle qui donne normalement à la bouche sa légère senteur.

Piorry observe que, dans toutes les maladies, la respiration se fait par la bouche. Alors, le contact prolongé de l'air putréfie les enduits buccaux, déjà altérés par l'action de la fièvre sur toutes les secrétions. Cette remarque ingénieuse n'explique-t-elle pas, en grande partie, la genèse de l'odeur de l'haleine fébrile ?

Dans le catarrhe buccal (stomatite simple), la fétidité a lieu surtout le matin. Elle est due aux altérations du mucus de l'enduit saburral. Evanouie peu à peu, à mesure que l'alimentation entraîne les détritus épithéliaux macérés, l'odeur revient progressivement, d'abord fade, puis pâteuse, aigre et fétide, dès que la chute épithéliale et les fermentations des débris se rétablissent. On sait que Pasteur (*Acad. de méd.*, mars 1882) a démontré les dangers infectieux de la salive de l'homme *à jeun*, inoculée à divers animaux...

Dans l'inanition ou l'abstinence prolongée,

l'haleine, pour les mêmes raisons, atteint une grande fétidité. Quelquefois aussi, dans ces cas, il s'agit de gangrène pulmonaire (de Mersemann, *Famine des Flandres*). Chez les aliénés mélancoliques et sitophobes, en dehors de toute gangrène pulmonaire, Ghislain a signalé l'odeur forte et désagréable de l'haleine buccale. Tous ces faits corroborent l'importance que la physiologie moderne accorde à la fonction alimentaire dans le rôle important du « balayage épithélial » — pour user d'un mot cher à Küss, à Schiff et aux Allemands.

« La puanteur d'haleine, dit Amb. Paré, vient à ceulx qui ont esté frottez et emplastrez de vif argent. » Dans la stomatite mercurielle, l'odeur de l'haleine est d'abord métallique, fade, *cuivreuse*, comme on dit : puis, lorsque les eschares se décomposent, elle devient putrilagineuse spéciale. Alors, se produit ce ptyalisme fétide, que les Anciens, voués (comme le dit si bien Fonssagrives) au culte des doctrines humorales, considéraient comme indiquant l'élimination d'un *hétérogène* particulier.

Au sujet de l'odeur de la stomatite hydrargyrique, Niemeyer émet une opinion étrange : il se demande si la fétidité n'est pas due à la décomposition du cyanure potassique de la salive et à la formation du sulfure d'ammonium. C'est aller chercher bien avant dans la chimie une explication fort aisée.

Dans le saturnisme, alors que se dessine sur les gencives l'important liseré de Burton, l'odeur buccale devient particulièrement alliacée, à cause de la formation d'un sulfure de plomb.

Dans la stomatite scorbutique, l'haleine prend une senteur cadavérique infecte, due à la putréfaction du sang extravasé, à la gingivite hémorrhagique. C'est aussi aux hémorrhagies gingivo-buccales que Gubler attribuait la stomatodysodie des chlorotiques. Dans les gingivites, toutefois, l'odeur est surtout marquée pour les formes phlegmoneuses, et la gingivite hydrargyrique en est le type : alors, dit Magitot (Art. *Gencives in* Dechambre), « l'haleine exhale une odeur fétide, spéciale, pathognomonique, que l'on reconnaît aisément, et qui ne se rencontre, à ce degré, dans nulle autre inflammation de la bouche. »

Dans la stomatite ulcéreuse, J. Bergeron, auteur de la magistrale description que l'on sait, accorde à la fétidité de l'haleine une valeur symptômatique aussi constante qu'à l'engorgement sous-maxillaire et à la salivation. « On ne peut guère, dit-il, caractériser une odeur, qu'en la comparant à une autre bien connue. Or, tout ce que je puis dire, c'est que la fétidité dans la stomatite ulcéreuse rappelle celle de la stomatite mercurielle, et aussi celle de la gangrène de la bouche ; mais *qu'elle s'en distingue assez, cependant,* pour qu'après l'avoir constatée une fois, on puisse la reconnaître, et ne pas la confondre avec celle, moins âcre et moins pénétrante, de ces deux maladies. Les soldats ont parfaitement conscience de l'odeur infecte qu'ils exhalent, et en parlent tous avec une énergie d'expression qui ne peut laisser aucun doute sur la nature de leurs sensations. » *(Dict. Encycl.,* t. XII *de 3e série,* p. 187).

Dans la stomatite ulcéro-membraneuse, il va sans dire que la fétidité d'haleine s'enfuit quand l'état aigu cesse : elle disparaît même, bien avant que le travail de réparation soit achevé : ce qui la distingue encore de la *stomatite mercurielle.*

Dans les cancers bucco-linguo-pharyngiens, l'ichor donne à l'haleine une odeur fétide, de cette fétidité si spéciale au cancer.

Dans le noma, l'haleine revêt la senteur, affreusement gangréneuse, de la sanie brunâtre qui s'écoule de la bouche.

Dans l'angine gutturale inflammatoire, l'odeur infecte de l'haleine peut se rattacher autant à la phlegmasie locale qu'à l'embarras gastrique, toujours concomittant. Dans l'*ozène amygdalien,* l'expiration buccale est fétide, pendant que l'haleine nasale reste normale ; et l'on remarque que les repas atténuent singulièrement un état punaisique, habituellement dû, dans ces cas, à une amygdalite chronique. Cette amygdalite donne naissance à des concrétions jaunâtres, caséiformes, auxquelles viennent se mélanger des détritus alimentaires. Dans de grands efforts d'expiration (toux, bâillement, éternûment), les malades expulsent ces concrétions. Ecrasées, elles répandent la plus horrible fétidité. A l'analyse, Liégeois y a trouvé des épithéliums, de la cholestérine, divers cryptogames buccicoles.

A ce propos, Wigan a prétendu (*London. méd. Gaz.*) que la cause la plus fréquente de l'haleine fétide réside dans les amygdales. Il est certain que souvent ces glandules sont le siège d'altérations chroniques, méconnues et encore mal déterminées. Rottenstein a même signalé une affection buccale dans laquelle amygdales, langue et follicules muqueux subissent une sorte de dégénérescence stéatomateuse : alors la bouche est la proie d'abondants leptothrix, et l'haleine répand la plus abominable fétidité.

Dans les abcès du voile du palais, du pharynx et des amygdales, l'odeur est, surtout au moment où le pus se fait issue, abominablement fétide : cela tient pour nous à la macération dans le pus des nombreux détritus épithéliaux produits, dans les inflammations buccales, par la plus active prolifération.

Dans l'angine maligne ou gangréneuse de Foterghill, les liquides sécrétés dans la gorge donnent à l'haleine l'odeur repoussante et caractéristique du sphacèle. Dans la diphtérie, l'odeur se rapproche plutôt de celle de la putréfaction :. et, comme ont su le faire remarquer Krishaber et Peter, elle survient lentement et à une période avancée de l'affection, au lieu de s'installer brusquement, *ab initio*, comme dans l'angine gangréneuse.

Souvent l'état des dents modifie l'odeur de l'haleine. D'après Magitot (*Gaz. méd.*, 1866, et *Traité de la carie d^{re}*, 1877, p. 35), l'ivoire qu'a ramolli la carie ne présente qu'une odeur faible, mais nauséeuse. On la reconnaît sans peine, dans l'haleine des malades qui, par causes générales, sont atteints de caries dentaires multiples (fièvres graves, maladies chroniques, puerpéralité, etc., etc.)

Lorsque, dans la carie, l'odeur de l'haleine devient fécale et putride, cela tient toujours à la putréfaction dans les anfractuosités dentaires cariées, du mucus ou des particules alimentaires accumulées; alors se forment des composés ammoniacaux divers (Reuling, *Th. de Giessen*, 1854), et se produisent d'innombrables leptothrix (Rottenstein). Dès 1869, on sait que Lemaire constatait, dans l'air expiré des sujets atteints de caries dentaires, la présence de nombreuses bactéries et de microccus variés...

Quant à l'odeur gangréneuse de cause odontopathique, elle ne saurait s'observer, dans l'haleine, que s'il y a une pulpite ou une pulpopériostite terminées par sphacèle.

NOTE ADDITIONNELLE

Faute de pouvoir lui faire, dans l'histoire de l'haleine, une place définie, nous citerons ici, sans commentaires, une curieuse observation consignée, en ces termes, par le D* Tavignot, dans la Revue méd. de Toulouse (1873) : « J'écrivais, en 1863, à l'*Abeille médicale* : Le nom d'haleine *safranée*, que je donne à celle des personnes affectées de glaucôme, ne rend certes pas d'une manière absolue l'impression produite : elle s'en rapproche plus ou moins, voilà tout ; et je n'ai voulu exprimer qu'une simple analogie. Depuis dix ans que ces lignes sont écrites, je n'ai pas souvenance d'avoir trouvé une seule fois en défaut ce signe nouveau, sur lequel j'attire aujourd'hui l'attention pour une seconde fois. »

RÉSUMÉ DE L'HALEINE BUCCALE

Odeur normale modifiée par :
- L'âge du sujet.
- L'instant de la journée où l'on observe.
- Les *ingesta* alimentaires ou médicamenteux.
- L'époque menstruelle.

Haleine dans les maladies générales ou totius substantiæ :
- Haleine *dite* fébrile.
- Haleine des fièvres : Typhoïde, hectique, puerpérale, délire aigu, dysenterie, choléra, etc.
- Haleine dans les phlegmasies (pneumonie).
- Haleine dans la gangrène.
- Haleine dans les toxémies (S. Hg, I, Cl., $C^4H^6O^2$, etc.
- Haleine dans le diabète (acétonémie).
- Haleine dans l'urémie.

Haleine dans les maladies du tube digestif :
- Abcès du foie, ictère grave.
- Gastrites et dyspepsie.
- Constipation, entérites.
- Ascarides infantiles.

Haleine dans les affections respiratoires :
- Cancer du larynx, laryngites ulcéreuses.
- Phtisie, hémoptysie.
- Apoplexie, hémorrhagies pulmonaires.
- Gangrène du poumon.
- Bronchorrhée.

aliénés, cette odeur annonce toujours le sphacèle pulmonaire (1847, *Fischel de Prague*), que deux théories, trop exclusives, attribuent, soit à la déchéance vitale des malheureux habitants des asiles, soit aux corps étrangers fréquemment déglutis par les aliénés.

Assez justement comparée à l'odeur du plâtre récemment gâché, l'horrible odeur de l'expectoration gangréneuse nécessite impérieusement l'isolement des malades. Cette odeur tue littéralement les mouches, *dont les crachoirs sont pleins* (Wynne Foot). La chimie a constaté qu'elle est due presque entièrement à l'acide valérianique. La glycohémie semble un obstacle à la production de cet acide. Monneret (1839), Scott (1858), Griesinger (1859), Charcot (1861), Bertail (1873), etc., ont successivement constaté que, lorsque la gangrène pulmonaire survient chez un diabétique, l'odeur caractéristique de l'expectoration fait ordinairement défaut.

Parfois, cette atroce odeur des crachats gangréneux (odeur sur laquelle nous nous sommes suffisamment expliqué dans l'étude de l'haleine), cette odeur est remplacée, au bout d'un jour ou deux, par une odeur mielleuse désagréable. La constatation de ce fait est d'un vif intérêt pronostique : « C'est, dit Trousseau, le caractère spécifique de la forme *curable* de la gangrène pulmonaire. »

Dans les ectasies des bronches, longtemps la clinique eut le tort d'attribuer l'odeur alliacée fétide de l'expectoration à une sorte de processus gangréneux, limité aux extrémités bronchiques. Très souvent (en clinique, il ne faut jamais dire *toujours*), la fétidité résulte d'une modification sécrétoire, ichoreuse, particulière. Le croupissement de la sécrétion dans les ectasies, surtout sacciformes, ajoute incontestablement à leur senteur repoussante. C'est ce qui se produit également dans les liquides de certaines cavernes tuberculeuses. La présence des cristaux de margarine et cholestérine, cryptogames, vibrions, cercomonades (Kannenberg), etc., implique forcément la décomposition des matières grasses du muco-pus, et la formation *d'acides odorants* du groupe $C^n H^n O^4$ (acides butyrique, acétique, formique...)

Bamberger a également reconnu, dans ces crachats, la présence d'$Az H^3$ et de HS. Tous ces produits odorants, remarquons-le, constituent des substances éminemment volatiles. Or, la clinique nous montre précisément que la fétidité des crachats n'est jamais plus marquée qu'au moment de leur expulsion, et qu'elle s'atténue singulièrement par le séjour dans le crachoir.

Quand la gangrène bronchique existe à l'état superficiel, la fétidité des crachats est toujours moins âcre et manque fréquemment. Pourquoi? — C'est que les petits ramuscules bronchiques

5

sont oblitérés par la phlegmasie, et empêchent ainsi le foyer de sphacèle de communiquer avec l'air, cet indispensable élément de la fermentation putride. Au contraire, dès que des rameaux bronchiques d'un calibre un peu important viennent à être touchés par la gangrène, l'odeur de l'expectoration est manifeste et *sui generis*.

Il faut bien admettre aussi que les crachats (en dehors de toute ectasie, gangrène ou décomposition par rétention), sont parfois susceptibles de répandre une odeur fétide : « De même qu'il y a un ozène vrai sans ulcérations, de même, il existe une véritable punaisie essentielle des bronches » (Bouchut). L'odeur, dans ces cas, rappelle plutôt celle de la carie dentaire ou des fèces que l'odeur de macéré animal, de putrilage, de la gangrène du poumon. Trousseau a écrit que « dans certaines épidémies de grippe, ou sous l'influence de la diathèse herpétique », le flux des bronches peut prendre une puanteur extraordinaire, qui cessera avec la phlegmasie spéciale ayant déterminé le flux. L'illustre observateur rapporte le cas d'un sujet atteint d'expectoration fétide, sans bronchorrhée, mais d'origine herpétique. Ce malade fut forcé d'aller *vivre seul* à la campagne, et de rompre toute relation sociale. Quinze ans après, il vivait encore dans sa retraite, plein de santé, mais conservant intégralement son odieuse infirmité.

En mai 1857, Laycock décrit, dans le *Medical Times*, sous le titre « *On fetid bronchitis* », un syndrôme pathologique, où il attribue la modification odorante de la sécrétion bronchique à une origine nerveuse. Il publie trois faits, appartenant à des malades, atteints d'alcoolisme, d'encéphalite et de toxémie palustre, qui rendaient des crachats *d'une fétidité stercorale*. Laycock y constate la présence de la méthylamine, de l'acide acétique, et surtout de l'acide butyrique, en proportions notables. Six ans après, Lebert, en son *Anatomie pathologique*, écrit que la présence, dans les crachats, de l'acide butyrique, caractérise la bronchite fétide, comme celle de l'acide valérianique la gangrène pulmonaire. Laycock et Lebert ont parfaitement vu la séparation clinique de la « *fetid bronchitis* », d'avec les bronchites de l'ectasie et le sphacèle du poumon. Mais ils eurent le tort de croire à la constante bégninité de la nouvelle forme morbide. Il y a lieu de distinguer en effet (Dittrich, G. Sée), une bronchite *fétide* et une bronchite *septique*. Cette dernière est fort grave. Elle est, anatomiquement, caractérisée par des vibrions qui se développent en quantité dans le liquide bronchique, et qui secondairement, infectent l'organisme par leur résorption dans le torrent circulatoire.

Les crachats qui viennent d'un épanchement pleural, avec ou sans pneumothorax, répandent, en général, une odeur alliacée faible. Mais souvent le poumon a été enflammé, dans sa portion qui avoisine l'épanchement. Alors une fétidité remarquable des crachats vient parfois révéler le sphacèle bronchique. Lorsqu'une senteur analogue se manifeste dans les vomiques succédant à la pneumonie, cette senteur porte également avec elle une importante annonce séméiologique : il s'agit du sphacèle des parois du foyer pyogénique. Cette odeur ne se retrouve jamais dans les vomiques pleurales : elle sert donc singulièrement le diagnostic dans les cas douteux, qui, on le sait, sont très fréquents.

Leyden (*Archiv. für pathol. Anat.* B. IV, p. 414) dit qu'il a constaté, à trois reprises, dans des empyêmes vidés par les bronches, des crachats d'odeur spéciale, rappelant celle des vieux fromages ou du petit lait fermenté, et partant, très distincts (comme il le remarque lui-même) des crachats de gangrène pulmonaire et de bronchite putride. A l'analyse des matières expectorées, Leyden trouva toujours de la tyrosine. Il attribue à ce corps l'odeur constatée. Les trois malades ont guéri, du reste.

Dans l'apoplexie pulmonaire, Noël Guéneau de Mussy, à diverses reprises, a insisté sur l'odeur alliacée, aigrelette des crachats. Dans notre chapitre de l'*haleine*, nous nous étendons à loisir sur cet intéressant symptôme osphrésiologique. Nous dirons seulement ici que, lorsque le sphacèle partiel vient à succéder à l'hémorrhagie pulmonaire (ce qui n'est pas rare), l'odeur de raifort, l'odeur antiscorbutique de G. de Mussy, font place à celle de la gangrène : ce qui sert incontestablement le diagnostic et le pronostic aussi.

A une époque avancée du cancer pleuro-pulmonaire, assez souvent on observe, dans les produits expectorés, une fétidité marquée. Malheureusement, elle ne saurait rien avoir de pathognomonique, n'étant que le simple produit d'une gangrène pulmonaire, plus ou moins étendue, qui a compliqué la lésion carcinomateuse protopathique.

La senteur franchement urineuse des crachats indique toujours qu'une collection rénale communique avec les bronches et se vide par celles-ci.

Les *ingesta* modifient, sans conteste, l'odeur des crachats. Mais ces modifications sont généralement peu appréciables. La plupart des faits réunis par nous sous ce paragraphe nous ont paru peu concluants. Nous en dirons autant des expériences nombreuses que nous avons instituées.

Toutefois, il est certain que les odeurs du goudron, du copahu, des térébenthines, et surtout de la créosote de hêtre et de l'eucalyptol passent dans les produits de l'expectoration. Elles y passent, il est vrai, bien atténuées.

Niepce père a constaté que l'usage prolongé des eaux d'Allevard donne à l'expectoration l'odeur du sulfure potassique. Avec Enghien et Eaux-Bonnes transportées, nous avons essayé des expériences, qui ne nous ont donné aucun résultat digne de mention.

RÉSUMÉ DU CHAPITRE III

Odeur normale (nulle ou fade) des crachats.

Crachats du sphacèle pulmonaire ; leurs variations odorantes. Utilité de leur étude.

Crachats des ectasies bronchiques (pathogénie).

L'expectoration fétide *essentielle*.

La *bronchite fétide* de Laycock.

Des vomiques pleuro-pulmonaires.

Expectoration dans l'apoplexie pulmonaire.

     —   le cancer des poumons.

Des crachats urineux.

Des modifications odorantes apportées par les *ingesta* à l'expectoration.

IV

L'ODEUR DES VOMISSEMENTS & ÉRUCTATIONS

Dans l'indigestion, les vomissements ont une odeur aigre d'aliments fermentés, où généralement la senteur vineuse domine. Dans l'acescence infantile, leur acidité est excessive. Les vomissements muqueux du catarrhe gastrique ont une odeur faible, qui rappelle celle des huîtres ; les vomissements bilieux ont l'odeur musquée. Les vomissements pituiteux sont inodores, constitués qu'ils sont presque totalement par la salive (*Frerichs*). Dans la dyspepsie causée par ferments anormaux, lorsque la fermentation lacto-butyrique se développe dans l'estomac, les vomissements présentent la plus grande analogie d'odeur avec l'eau sûre des amidonniers (*Bouchardat. — Annuaire*, p. 1880).

Les vomissements riziformes du choléra ont une odeur fade et spermatique signalée par tous les écrivains.

Dans les empoisonnements aigus, l'odeur des vomissements et des éructations a souvent servi à dépister la nature du toxique ingéré : iode, chlore, acides, alcalis (ammoniaque), foie de soufre, gomme-gutte, etc. ; huile camphrée (*Lancet*, 17 janv. 1880). L'acide prussique donne aux vomissements l'odeur d'amandes amères ; l'acide acétique, de vinaigre (Orfila) ; le phosphore, d'ail ; le chloroforme, d'acétone. Les cantharides leur communiquent une odeur forte, nauséabonde et pénétrante, mais non putride, qui est caractéristique ; l'œnanthe, une odeur vireuse *sui generis* qui rappelle celle du céleri grillé (*Bloc. — Montpellier médical*, 1872-73)...

Le sang altéré, dans certaines hématémèses (ictère grave, typhus ictérode), répand une odeur putride qui se rapproche de l'odeur du sphacèle.

Dans la coprophagie, et rarement dans l'hystérie (Dieulafoy), les vomissements peuvent avoir l'odeur et la nature stercorales. Mais les vomissements dénommés *fécaloïdes* par Malgaigne annoncent ordinairement un étranglement externe ou interne intestinal, et parfois (mais très rarement) une péritonite herniaire, un étranglement faux (Cf. Fano, *in* Vidal de Cassis, t. IV, p. 182.)

L'odeur de ces vomissements est horrible. Comparée à la viande pourrie, aux boyaux d'animaux, elle est d'autant plus prononcée que la coarctation siège plus bas. Ces vomissements proviennent probablement, comme le veulent Meckel et Malgaigne, de l'intestin grêle. Car il semble bien difficile que les liquides franchissent la valvule de Bauhin, quoique Barthez, Sauvages, de Haen, van Swieten, Morgagni et beaucoup d'autres, affirment l'existence d'un pouvoir intestinal antipéristaltique assez marqué, chez certains sujets, pour faire revenir, par le vomissement, un lavement, quelques heures après son administration !

Nous considérons comme assez rationnelle l'opinion de Villemin (art. *Constipation* du Dict. de Dechambre), qui pense que l'odeur est due dans ces cas, à la diffusion des gaz intestinaux dans le chyme, qui subit, en un long temps d'arrêt, une fermentation analogue à celle du gros intestin. Cette théorie est d'autant plus juste, que la physiologie nous montre le chyme commençant à revêtir l'odeur stercorale dans la dernière portion du jejunum. D'ailleurs, dans l'étranglement, l'odeur des matières vomies est d'abord fade, nauséeuse, et c'est graduellement que se prononce leur caractère stercoral proprement dit.

L'*éructation*, ce vomissement gazeux, porte avec lui, dans l'état de santé, l'odeur des *ingesta*, et notamment, du vin, de l'ail, des œufs, et des substances dures à digérer, telles que le boudin, les viandes bouillies, la choucroûte, certains poissons, etc. Quant aux médicaments, nous signalerons les éructations traîtresses succédant à l'ingestion du copahu. Dans les empoisonnements, nous ne reviendrons pas sur les indications précieuses que les éructations peuvent fournir au sens de l'odorat du thérapeute et du légiste : elles sont adéquates à celles du vomissement.

L'ingestion du fer réduit par l'hydrogène est souvent suivie d'éructations sulfhydriques, qui sont dues à la réduction des sulfates contenus dans le sesquioxyde $Fe^2 O^3$, employé pour la préparation de *Ferrum ope hydrogenii reductum*. Il est bon d'être prévenu de ce fait, afin de rassurer les malades, prompts à s'effrayer de ces sortes de symptômes.

Dans la dyspepsie, l'éructation est parfois inodore. Elle indique, alors, une simple défaillance dans la tonicité de la tunique musculaire de l'estomac. Au contraire, les éructations aigres ou fétides indiquent que les opérations chimiques du processus digestif sont plus ou moins défectueuses.

Dans le *catarrhe de l'estomac*, le suc gastrique, altéré, ne saurait continuer à exercer sur les aliments l'action conservatrice et antiputride qu'on lui attribue avec raison, depuis Spallanzani.

Alors, le suc gastrique s'alcalinifie, et son pouvoir digestif sur les albuminoïdes disparaît : ceux-ci subissent la fermentation putride, et en dégagent les produits gazeux. Quant aux aliments amyloïdes, que deviennent-ils ? Ils s'oxydent également (probablement par contact), et produisent de l'acide butyrique. Puis, les matières grasses donnent naissance aux divers acides gras de la fermentation rancique. Enfin, le vin, la bière, le cidre, l'alcool et certains fruits (fraises, raisins) sont capables de subir la fermentation acétique. De ces diverses transformations chimiques des aliments, naissent, dans la gastrite catarrhale aiguë ou chronique (dyspepsie), des éructations d'une odeur complexe, désagréable. C'est cette odeur que, dans la langue médicale, on est convenu d'appeler *nidoreuse*.

Dans le *cancer gastrique*, les renvois affectent plus spécialement l'atroce senteur de choux pourris, d'œufs couvis. Souvent aussi, le nez est frappé par une senteur aigre spéciale, que communiquent à l'haleine l'éructation et le vomissement. Toutes les fois que nous avons constaté cette odeur, due probablement à l'acétone, les évacuations gastriques ne tardaient pas à prendre l'odeur chloroformée, et, vues au microscope, elles fourmillaient de *sarcines*.

Dans sa *Clinique de l'Hôtel-Dieu*, A. Trousseau signale la fréquence des renvois sulfhydriques au début de la goutte, et tous les praticiens corroboreront cette observation. Pour nous, ces renvois se rattachent, sans aucun doute, à des troubles mécaniques et sécrétoires de l'estomac, préludes obligés, comme le disait élégamment Lasègue, de la gamme pathologique, dans la diathèse urique. C'est à un état dyspeptique analogue, qu'il faut également rattacher les rapports nidoreux observés par bien des praticiens, au début du diabète. Ces rapports ont, toutefois, une cause peut-être plus directe encore : la nature de l'alimentation. Les diabétiques sont des créophages par régime. Or, les gros mangeurs de viande ont des éructations nidoreuses fréquentes *(dyspepsies sulfurées de Bouchardat)*, à cause de la décomposition chimique des albuminoïdes, engendrant toujours l'hydrogène sulfuré. Quant aux matières glycogéniques et grasses, nous avons vu précédemment quelles sont leurs transformations gastriques ; on peut les résumer dans les formules suivantes :

$$C^6 H^{12} O^6 = 2 C^3 H^6 O^3 = C^4 H^8 O^2 + 2 C O^2 + 2 H^2 O$$

$$C^6 H^{12} O^6 = 2 C^2 H^6 O + 2 C O^2$$

$$C O^2 \text{ se dégage } (rapports\ inodores).$$

$$C^2 H^2 O + 2 O = C^2 H^4 O^2 + H^2 O$$

etc., etc.

RÉSUMÉ DU CHAPITRE IV

Odeur des vomissements dans l'indigestion, le catarrhe gastrique, les dyspepsies, le choléra, les empoisonnements, l'hématémèse.

Les vomissements fécaloïdes (séméiologie et pathogenèse).

Odeurs des éructations selon les *ingesta*, dans les dyspepsies, le catarrhe gastrique, le cancer de l'estomac, la goutte, le diabète, etc.

V

L'ODEUR DES MATIÈRES FÉCALES

ET DES

GAZ INTESTINAUX

———

A l'état normal, l'odeur des *fèces* est une odeur particulière, *sui generis*, qui n'a rien de l'odeur de la putréfaction (à moins toutefois que les matières n'aient fait dans l'intestin un trop long séjour). Une foule de conditions font varier l'odeur des fèces : l'atmosphère où l'on séjourne (air confiné ou air libre), les absorbants (magnésie calcinée, craie préparée, charbon végétal), et les *ingesta*, surtout. Toutes les substances odorantes (ail, musc, etc.) passent dans les fèces, plus ou moins modifiées, avec la plus grande facilité. L'alimention animalisée accentue notablement l'odeur fécale, et rien ne ressemble moins aux excréments d'un Anglais carnivore que ceux d'un derviche abstême, exclusivement nourri de lait. L'odeur des excréments du citadin et celle des excréments du campagnard diffèrent du tout au tout. Un confrère limousin m'affirmait que l'absence d'odeur est, dans sa région, la caractéristique proverbiale des excréments du paysan, qui se nourrit presque exclusivement de châtaignes (1).

Le système nerveux, qui influe sur tous les phénomènes osphrésiologiques, étend aussi son remarquable empire sur l'odeur fécale. Il est d'observation vulgaire que les selles et les vents qui sont l'effet de la peur, sont d'une puanteur insupportable. On observe aussi ce caractère chez des femmes à accidents nerveux du domaine de l'hystérie.

En se putréfiant, les fèces donnent lieu à divers produits de décomposition : éthylamine, méthylamine, HS, Az H^4 S, Az H^4 O.CO^2, etc. — Homberg (Acad. de Paris, 1711) a constaté que les excréments humains, par une longue digestion dans un vase clos, acquièrent un parfum très fort d'essence d'ambre gris. Ce fait est dû à la grande quantité de bile que les fèces renferment ; car l'on sait que la bile a une odeur normalement musquée, et que l'ambre gris est, partiellement du moins, un produit biliaire. C'est aux modifications de la sécrétion biliaire, et notamment à la décomposition de ses principes

---

(1) Les viandes faisandées, le fromage avancé, donnent généralement lieu à des selles diarrhéiques et fétides.

sulfurés (taurine) que Charles Robin (*Humeurs*, p. 803) attribue le *fumet* caractéristique des excréments : en effet, c'est au-dessus de l'abouchement des conduits biliaires qu'il se manifeste. Berzélius a obtenu l'*odeur d'excréments frais* en mélangeant de l'albumine avec des bols de rôti mâché, et en faisant digérer le tout pendant une journée dans de la bile de bœuf. L'odeur fécale chez l'homme s'augmente à mesure que les matières s'avancent près du rectum : et les produits de l'anus anormal, sont, on le sait, d'autant moins odorants que cet orifice artificiel est situé plus près de l'estomac.

La fétidité exagérée des matières stercorales est toujours l'indice d'une digestion vicieusement élaborée, soit qu'il y ait simplement des troubles fonctionnels (dyspepsie, gastro-entéralgie, etc.), soit qu'une phlegmasie du tube alimentaire entrave le processus digestif. Alors, une fermentation pathologique se manifeste dans les fèces et donne naissance à l'acide sulfhydrique, au skatol, à l'indol, à la naphtylamine, etc., toutes substances odorantes développées aux dépens des substances albuminoïdes excrémentitielles.

Chez les enfants à la mamelle, l'odeur des selles normales est presque nulle, et diffère peu de l'odeur fadasse du lait caillé. L'alimentation

6

lacte solo et la presque totale absence de sécrétion biliaire expliquent l'état négatif, si utile en
osphrésiologie infantile, de l'odeur fécale.
L'odeur fétide ou simplement forte (1)
indique que les voies digestives ne sont pas à
leur état normal. Le ventre résume, on le sait,
toute la séméiologie pédiatrique. Si les selles
sont acides au nez, cet état coïncide avec des
éructations et régurgitations également acides :
il s'agit du catarrhe aigu gastrique, de l'acescence
neo-natorum, fièvre aphteuse infantile, etc.
Si l'odeur fécale devient infecte, insupportable,
c'est un symptôme de très mauvais augure, que
tous les cliniciens (Bednar, Niemeyer, H. Roger,
etc.), rapportent au *catarrhe côlique infantile*,
magistralement décrit par Billard sous le nom
d'entérite typhoïde.

Ces signes divers et d'une tonalité graduée, si
l'on peut ainsi dire, n'échappent que bien rarement à l'odorat exercé, et ne trompent jamais
la sagacité d'une nourrice intelligente. Le
regretté Parrot, esprit précis et scientifique s'il
en fût, aimait à décrire ces symptômes dans
les leçons trop peu nombreuses qu'il a professées
aux Enfants-Assistés. D'après ce maître français,

---

(1) Comparée à celle de l'*herbe hâchée* (Legendre). Le
choléra intantile arrive souvent après un orage violent :
cette circonstance, jointe à l'odeur aigre des selles
justifie l'appellation *d'enfants tournés*, connue en argot
des nourrices.

les selles de transition entre la santé et la diarrhée de l'érythème athrepsique ont une odeur aigrelette, rappelant le lait aigri ; puis l'odeur s'accentue et devient pénétrante, fétide, gangréneuse. Alors, le lait renferme beaucoup de grumeaux indigérés, qui mêlés aux sucs intestinaux altérés, ont subi une sorte de putréfaction particulière, dont l'odeur forte imprègne la literie, les vêtements et même les locaux. Cette odeur est précieuse pour le diagnostic de l'athrepsie et pour l'appréciation de la marche fatale de ce grave syndrôme morbide.

ODEURS PATHOLOGIQUES DES SELLES

Inman (de Liverpool) prétend d'une manière générale, que l'odeur des selles dans les maladies chroniques est d'autant plus forte et repoussante que le malade est plus débilité, plus bas *(Brit méd. j.* 1859). Cet assertion est, cliniquement, très exacte, et corroborée par de nombreuses observations (V. Dict. encycl. Art. *Diarrhée.* p. 155).

Dans le *choléra,* la fétidité des selles est grande au début. Mais, quand les fèces jaunâtres de la première période ont fait place aux matières orizées, riziformes, alors la fétidité s'efface, et est remplacée par une senteur fade, spermatique, que Thiersch (cité par Griesinger) attribue à des produits odorants *spéciaux*, sur lesquels nous n'avons trouvé aucun détail dans les travaux de chimie médicale contemporains.

« L'odeur d'abord fécale, s'est toujours bientôt modifiée ; elle devenait fade et semblable à celle du sperme, du frai de grenouille ou du marécage ; elle tournait ensuite à l'aigre, puis à l'odeur de macération. » (Briquet et Mignet, Epid. 1849. p. 139).

Dans la *dysenterie*, l'odeur des selles est nauséabonde, caractéristique, analogue, disait justement Stoll, « à de la lavure de chair qui se pourrit ». Dans la forme aiguë, lorsque l'odeur franchement fécale reparaît dans les selles, c'est un symptôme d'excellent augure pour le pronostic.

Dans la dysenterie chronique, les selles ont une odeur aigrelette, tantôt fade, tantôt très fétide. Véritables miroirs des lésions anatomiques, elles annoncent une terminaison funeste, lorsqu'elles conservent avec persistance leur odeur putride de macération anatomique.

Dans la *lienterie*, indigestion de l'intestin, diarrhée des gros mangeurs, les matières stercorales, plus ou moins mélangées d'aliments à demi-digérés, exhalent une odeur de fermentation animale très accusée, et souvent intolérable. C'est la *diarrhea a crapula* (Sauvages), *a cibis corruptis* (Sennert), véritable *indigestion* intestinale. Les *dyspeptiques* présentent souvent aussi dans leurs selles une odeur analogue, qui les effraie beaucoup et les mène souvent droit à l'hypochondrie : il est cependant tout naturel que les résidus alimentaires, mal digérés par l'estomac et l'intestin grêle, subissent dans le gros intestin, un certain degré de putréfaction.

Dans la *fièvre typhoïde*, la purée stercorale possède une fétidité ammoniacale pathognomonique, qui a fait dire à un auteur : « Plus d'une fois, il m'est arrivé, par suite de la grande habitude que j'avais acquise de cette *odeur*, de soupçonner, d'après ce seul signe, une fièvre typhoïde *chez des malades dont le diagnostic ne paraissait pas être celui-là* : je puis dire que la suite des évènements m'a toujours donné raison. » *(Guinier.* Essais de pathol. — 1866, p. 189). Cette assertion aura pour tous les praticiens une grande importance : la couleur jaune ocre n'est ici véritablement pathognomique que si elle s'accompagne de l'odeur particulière que possède seule la diarrhée dothiénentérique, *de l'aveu de tous les auteurs.* Nous attachons peu d'importance à l'aphorisme d'H. Cloquet, qui prétend que, « dans les fièvres gastro-adynamiques (*lisez* typhoïdes) à la dernière période, le médecin peut porter un pronostic favorable, si le malade est subitement inondé dans son lit par une selle épaisse, de la fétidité la plus grande ». Mais il est certain que le changement d'odeur des fèces indique toujours, dans les maladies, un changement dans la phase morbide. Un retour à l'odeur normale coïncide avec la convalescence. Dans la fièvre typhoïde comme dans la dysenterie, en effet, les selles ne reprennent leur odeur fécale que lorsque tous les principes infectieux et tous les produits d'élimination entérique ont été, peu à peu, entraînés au dehors, par la défécation : alors seulement peut s'opérer la *restitutio ad integrum*.

Dans le *typhus*, les selles sont très fétides, comme, du reste, dans toutes les fièvres graves : cette fétidité n'offre aucun caractère spécial. Dans la fièvre puerpérale comme dans tous les états septiques (gangrène, morve, pourriture d'hôpital, etc.), les produits infectieux s'éliminent par une diarrhée fétide.

Dans l'*entérite* tuberculeuse, la diarrhée offre souvent une senteur cadavéreuse. Dans l'ulcère du côlon (dû à des infarctus [de [cet] organe, les selles présentent une odeur qui rappelle celle du sphacèle. Dans le cancer intestinal, on trouve l'odeur de macération et celle d'ichor cancéreux.

Dans l'*ictère*, les selles sont très puantes. Elles offrent, ainsi que les vents, une odeur aigrelette et putride, depuis longtemps connue et sur laquelle Stoll a attiré l'attention. Cette odeur putride tient à ce que la bile exerce un pouvoir de conservation temporaire sur les fèces. En d'autres termes, elle empêche leur putréfaction, tant qu'elle ne se putréfie pas elle-même à son tour. De plus, les selles des ictériques sont très riches en graisses indigérées et inabsorbées, dont la fermentation donne naissance à tous les produits de la putréfaction rancique. C'est à ces fermentations putrides principalement qu'est due la flatulence si marquée de l'ictère, et la production abondante de gaz intestinaux d'une fétidité prononcée et caractéristique.

Cela nous amène à dire ce que nous savons de l'odeur des gaz intestinaux, dont l'histoire se confond, d'ailleurs, en partie avec celle des fèces.

L'odeur normale de ces gaz est due à $C^2 H^4$ et à une très petite quantité d'HS, par suite de la décomposition chimique de la taurine, qui est le principe soufré par excellence du liquide biliaire. La nature de l'alimentation a une remarquable influence sur l'odeur des gaz. Chacun connaît à cet égard l'action des végétaux légumineux et crucifères, l'action des haricots et des choux en particulier. Le soufre renfermé dans ces plantes se décompose très aisément et donne naissance à de petites quantités d'hydrogène sulfuré et de sulfure d'ammonium. Les essences volatiles (ail, musc, etc.), s'éliminent également par les gaz intestinaux avec une remarquable facilité.

Ces gaz s'approprient aussi très aisément les odeurs ambiantes : « J'ai observé, écrit Bichat (cité par Requin, *in* Hyg. de l'étudiant et du médecin) qu'à la suite du séjour des amphithéâtres, mes vents prenaient fréquemment une odeur exactement analogue à celle qu'exhalent les cadavres en putréfaction. Or, voici comme je me suis assuré que c'est la peau autant que le poumon qui absorbe alors les molécules odorantes. J'ai bouché mes narines, et j'ai adapté à ma bouche un tuyau un peu long, qui, traversant la fenêtre, me servait à respirer l'air extérieur. Eh bien ! mes vents, après une heure de séjour dans une petite salle de dissection, à côté de deux cadavres très fétides, ont présenté une odeur à peu près semblable à la leur. » Quoiqu'il en soit de l'ingénieuse explication de Bichat, il est certain que le fait dont il parle si longuement sera corroboré par tous ceux qui ont fait des travaux anatomiques un peu sérieux (1).

Chez le nouveau-né, les gaz intestinaux sont souvent les avant-coureurs séméiologiques des états morbides. Quand cette odeur est infecte, elle présage l'entérite imminente. Quand leur fétidité est pénétrante au point d'imprégner les pièces du maillot et de se répandre dans l'atmosphère ambiante, on peut affirmer qu'alors il y a danger pour l'enfant, et, pour le médecin, des indications thérapeutiques à remplir sans retard.

----

(1) La *diarrhée d'amphithéâtre* est évidemment aussi due à l'absorption de gaz putrides. (Léon Colin, du Cazal).

SYNOPSIS CAP. V

Odeur normale des matières fécales.-

Très-variable selon {
 L'âge.
 Les *ingesta* { végétariens.
  créophages.

Modifications odorantes dans {
Les maladies du système nerveux.
Les div. phlegmasies gastriques.
Les catarrhes gastro-entéritiques.
L'athrepsie et ses degrés.
Le choléra (sympt. négatif).
La dysenterie aiguë et chronique.
La lienterie.
La fièvre typhoïde et le typhus.
La diarrhée des phtisiques.
L'ictère, etc.

Odeur des gaz intestinaux.

VI

L'ODEUR DE L'URINE

Après son émission, et tant qu'elle reste acide, l'urine possède une odeur animale particulière, légèrement nauséeuse. Cette odeur se change parfois, surtout chez les enfants, en un fumet balsamique, aromatique, assez agréable, que nous pensons dû à l'acide benzoïque, normalement rencontré dans l'urine par divers chimistes, depuis l'illustre Scheele, qui en constata le premier la présence. *(OEuvres,* t. II, Berlin, 1794).

Quand l'urine est rendue en grande quantité (hystérie, chloro-anémie), elle est très-diluée, peu dense : véritable miroir du sang (Gubler), elle possède alors aussi peu d'odeur que de couleur. L'odeur de l'urine est toujours d'autant plus marquée que cette sécrétion est moins aqueuse, plus chargée.

L'odeur naturelle de l'urine fraîche, qui d'après Rayer et quelques autres, rappelle celle de la violette, a été successivement attribuée à l'acétone, à l'oxyde d'omichmile, à l'uropittine

(Thudichum). D'après M. Dessaigne, *(Acad. des Sc.*, 29 sept. 56), elle serait due à la triméthylaminie, qu'il a isolée dans l'urine concentrée et bouillante. Stadeler prétend que ce sont les acides phénique, taurilique, damalurique et damolique, renfermés dans l'urine en très-petite quantité, qui lui donnent son odeur normale. Heller *(in* Neubauer et Vogel) attribue au pigment *urophéine* cet arôme spécifique.

Dans les états fébriles violents, pneumonie, rhumatisme articulaire aigu, etc., l'odeur de l'urine se fonce, pour ainsi dire, comme sa couleur, et devient forte et pénétrante. Dans les fièvres graves (typhoïde, peste, pyohémie) les urines, qui sont alcalines dès leur émission, se putréfient rapidement, cédant, comme le dit fort bien Bouillaud (après Stoll) à la tendance analogue de tous les liquides et solides de l'économie. Dans la diète, dans l'inanition, l'odeur urineuse devient phosphorée. (Serrurier. *Acad. de Méd.*, 1831). Dans le scorbut, Simon a signalé la rapide transformation ammoniacale de l'odeur urineuse. *(Chemistry of man.*, p. 320).

C'est la décomposition de l'urée qui entraîne le développement de la fermentation ammoniacale, avec l'odeur qui lui est propre. Il semble, toutefois, qu'il faille pour cela, et pour la production des carbonate et sulfhydrate d'ammoniaque, l'intervention de ferments animés, vibrioniens. Ce qui le prouve, c'est la rareté extrême des urines fétides chez les sujets qui viennent à l'hôpital se faire sonder pour la première fois. (Dubreuil. *Soc. de Chir.*, 30 décembre 1872).

Dans certaines affections spinales, les urines s'altèrent rapidement, soit par suite de lésions trophiques des voies uro-génitales (Charcot), soit, aussi souvent, en raison de troubles profonds imprimés à la nutrition générale. Lailler cite, en effet, des observations de lypémaniaques, dont l'urine apparaît, au moment même de son émission, pâle, muqueuse, ammoniacale, fétide : il a observé les mêmes faits dans le délire aigu et la paralysie générale. *(Acad. des Sc.*, fév. 1874).

Dans le catarrhe vésical, la fermentation alcaline s'opère à l'intérieur même de la vessie, probablement à l'aide du ferment de Pasteur. Pour nous, l'état alcalin des urines est peut-être aussi souvent la cause que l'effet de la cystite chronique. Ou plutôt, il s'opère, dans cette affection, un formidable échange de mauvais procédés, entre les lésions anatomiques et les altérations chimiques de l'urine, au grand détriment du malade.

Si la vessie suppure, l'action de l'ammoniaque sur le pus détermine la formation de dépôts glaireux caractéristiques. Ces dépôts sont du plus fâcheux pronostic : leur odeur ammoniacale les différencie aisément des viscosités formées par le mucus seul. Dans tous ces cas d'urines alcalines, de dépôts ammoniacaux, il importe, surtout si le malade doit subir une opération sur les voies urinaires, d'instituer, sans retard, la médication antiseptique : acide benzoïque (Gosselin et Alb. Robin), silicate de soude (Dubreuil), etc......

Quand la suppuration des voies urinaires est très-avancée, et qu'elle a produit dans la vessie des pseudo-membranes, c'est alors que l'urine acquiert une fétidité repoussante, une véritable odeur de macération anatomique. C'est ainsi que dans les affections néoplastiques de la vessie (fougus), dans la prostatite suppurée, etc...., l'odeur est souvent des plus infectes...

Dans le cancer vésical, l'urine a l'odeur véritable du purin. Elle laisse déposer un putrilage puant, présentant la fétidité absolument caractéristique et cadavéreuse de lavure de chair (Féré, *Th. de Paris*, 1881) : ce n'est que dans le cancer, et non dans les autres tumeurs, villeuse, papillomateuse, etc., de la vessie, que cette odeur est manifeste et pathognomonique.

Bien différente, quoique aussi caractéristique, est l'odeur de la cystite terminée par gangrène, ou bien celle de l'urine dans le sphacèle vésical qui succède, parfois brusquement, à la surdistention des tuniques de la vessie, dans la rétention d'urine prolongée.

Putride et plus sulfurée, l'odeur de l'urine dans la prostatite aiguë suppurée est reconnue facilement par un nez exercé : les gaz qui se développent dans cette grave affection par la décomposition du sang, du pus et des épithélium, sont des gaz surtout sulfhydriques, puisqu'ils noircissent le stylet d'argent (1). Dans la lymphurie (chylurie, galacturie), l'odeur de l'urine est moins putride, et elle rappelle nettement celle des œufs pourris ; c'est une remarque faite par la plupart des auteurs qui ont observé cette affection encore mal connue. Giscard (*R. méd. de Toulouse* 1880), a signalé aussi, dans certaines dypepsies graves, cette odeur hydrosulfurée des urines. Elle est, enfin, communiquée à cette sécrétion toutes les fois que du pus, des matières lymphoïdes, écoulements muqueux, leucorrhée, etc., s'y trouvent mélangés. Les lochies donnent aux urines leur insupportable fadeur. Aux derniers mois de la grossesse, l'urine exhale une senteur fétide, parce qu'il s'y mélange des écoulements génitaux, entraînant les débris souvent macérés des nombreuses cellules épithéliales détachées de l'utérus et du vagin.

---

(1) Le voisinage du rectum est aussi pour beaucoup dans cette sulfhydration. (*Voir* : Chap. VIII).

Dans la néphrite aiguë d'origine chirurgicale, l'urine exhale une senteur toute particulière, difficile à méconnaître pour un praticien exercé. C'est ainsi que le Dr Coursserant a vu le regretté Mallez, dans le service du professeur Gosselin, diagnostiquer, chez un malade lithotritié, une néphrite latente, à la seule odeur de ses urines. Une odeur spéciale qu'il avait remarquée en plusieurs circonstances analogues lui fit dire que le malade était perdu : en effet, le lendemain, le malade était mort. (*Soc. de méd. pratiq.* 2 janv. 1879).

Dans l'albuminurie, l'urine possède une odeur fadasse, qui, tantôt, rappelle celle du bouillon de veau, tantôt la répugnante odeur du bouillon de bœuf aigri. Nous avons fréquemment vu des malades attirer sur ce point notre attention ; et nous sommes convaincu de l'utilité de ce symptôme peu connu, pour éveiller le diagnostic. Diverses nuances odorantes ont, d'ailleurs, été signalées pour les urines albumineuses. Rayer indiquait celle du petit-lait. Albert Robin, dans ses *Essais d'urologie clinique* sur la fièvre typhoïde *(Th. de Paris*, 1877), nous apprend que l'urine exhalant l'odeur fade du pain bouilli contient de l'albumine ; Amat, dans ces cas, note l'odeur herbacée très-fade. Cette *fadeur*, décrite par tous les cliniciens, tient, croyons-nous, à la diminution des sels dans les urines albumineuses, et à la présence des substances protéiques extractives, encore mal déterminées.

Dans le diabète, l'urine, *à son émission*, ne
présente, le plus souvent, qu'une odeur faible,
qui n'a rien de spécial, comme dans toutes les
polyuries. Cullen, dès 1787, observe que l'urine
diabétique sent l'eau miellée ; Lécorché signale
la senteur doucereuse du bouillon frais. Mais
bientôt, cet odeur originelle se perd et fait place
à une odeur *sui generis*, successivement comparée à celles de pommes, de violette, de foin
fraîchement coupé, de musc, de lait caillé,
d'urine de cheval, etc..., etc... « D'aussi bizarres et diverses comparaisons, dit à ce propos
Lionel S. Beale, font voir combien il est difficile
de donner une idée exacte d'une odeur *sui
generis*. » Dans le diabète, l'odeur urinaire
n'apparaît généralement qu'après fermentation
spontanée de sucre ; c'est une odeur caractéristique d'aldéhyde, qui s'exagère et devient même
parfois franchement spiritueuse, chez les malades qui absorbent beaucoup d'alcool (*alcoolo-
diabétiques* d'A. Verneuil).

Chez les diabétiques confirmés, profondément
atteints, l'odeur de l'urine est plus aigre et plus
pénétrante. Elle est due alors à l'acétone, que Petters a, le premier, constaté dans l'urine glycosuriqueque (*Virteljahrschrift für die praktischen Heilkünde*,
1857, p. 81), et que Küssmaul isola bientôt à

7

l'état de sel de Günther (éthyldiacétate sodique.. *Voir Rupstein, in New Remedies*, 1877).

L'urine du diabète se décompose péniblement : jamais elle n'acquiert l'odeur ammoniacale.. Mais en vieillissant, peu à peu, son odeur spécifique s'accentue, rappelant d'abord celle du moût de raisin, puis celle de l'alcool. Le sucre a éprouvé la fermentation alcoolique, il s'est dédoublé en acide carbonique et alcool :

$$C^{10} H^{10} O^{10} = C^4 H^6 O^2 + n C O^2 + n H O.$$

Chauffée, l'urine glycosurique exhale une odeur de miel ou plutôt de caramel (Christison); avec la potasse et l'acide nitrique, elle produit des vapeurs brunâtres, sentant fortement le sucre brûlé (Lécorché).

Il est vrai de dire, avec Hippocrate : « L'odeur des aliments et boissons se porte sur l'urine. » Mais tous les *ingesta* ne sont pas remarquables à cet égard, et nous devons signaler, dans une étude séméiologique, surtout ceux qui présentent un intérêt spécial.

Le copahu communique aux urines sa traîtresse senteur résinoïde ; le cubèbe également, mais beaucoup moins ; l'ail, une odeur piquante et désagréable ; le phosphore, une odeur alliacée ; le sulfate de potasse, une odeur soufrée ; la térébenthine, une odeur agréable de violettes, bien connue de tous les peintres. Le safran, le musc, le camphre, le benjoin, le genièvre, la valériane, le castoréum, le haschisch, l'asa-fœtida, l'eucalyptus, l'opium, l'acide phénique, etc., communiquent à l'urine leur parfum particulier plus ou moins modifié, mais généralement *modifié en mal*. C'est ainsi que l'arôme du café se transmet aux urines, mais en subissant une modification peu agréable à l'odorat, et due, soit à son mélange avec l'odeur spéciale *dite* urineuse, soit à des modifications chimiques peu connues.

Les choux, choux-fleurs, etc., mais surtout les asperges, communiquent au produit de la miction un arôme fétide, dû à l'aspartate d'ammoniaque. L'odeur est toujours marquée, parfois révélatrice *(Simplice)* de l'ingestion du turion de l'asperge. Elle apparaît rapidement (une heure après), et persiste fort longtemps (8 à 10 heures et plus). D'après Stan. Martin *(Abeille médic.*, 1850, p. 332), l'urine n'arrive point toute parfumée dans la vessie : ce serait l'oxydation qui développerait, rapidement, après l'émission de l'urine, la formation d'une huile volatile aromatique particulière.

Dans les uropathies, l'odeur des *ingesta* manque parfois dans l'urine ; et Rayer constatait il y a plus soixante ans que, chez un malade atteint de cystite chronique avec engorgement de la prostate, les asperges ne communiquaient pas à l'urine leur odeur habituelle. Mais c'est naturellement dans les altérations du filtre rénal (ainsi que de Beauvais a eu l'honneur de le démontrer le premier), que les substances odorantes ne passent plus dans le liquide urinaire. Corlieu (*Gaz. des Hôp.* 1856, p. 412), faisant entrer dans l'alimentation de deux albuminuriques une forte quantité d'asperges, ne rencontre jamais l'odeur « si désagréablement caractéristique » de l'urine. Charcot allègue que ces faits se produisent surtout dans la néphrite interstitielle, et cite une observation de Halm, dans laquelle un goutteux, prenant de la térébentine, rendait des urines sans aucune odeur de violette. Neubauer et Vogel croient infidèle ce mode de diagnostic. Nous sommes de leur avis. Mais nous croyons, *d'après des expériences personnelles*, que l'administration de la térébenthine ou des asperges peut servir le pronostic. Quand l'odeur de ces substances est absente des urines, le pronostic est plus fâcheux, parce que l'altération des reins est plus complète : c'est par la fonction qu'on juge l'organe. De plus, ce moyen ne permet-il pas de flairer parfois les cas toujours obscurs, mais très-réels, de néphrites albumineuses unilatérales, dans lesquelles, malgré une albuminurie abondante, la santé générale se maintient énergiquement intacte, sans aucun des symptômes alarmants du syndrôme brightique ?

TABLEAU RÉSUMANT L'ODEUR DES URINES

Odeur essentielle		*Normale*	sui generis, benzoïque, aromatique.
	Anormale	*Aromatique forte*	Phlegmasies aiguës générales.
		Ammoniacale	Maladies générales, fièvres. / Maladies uro-génitales.
		Sulfhydrique	*forte* | suppur. uro-gén. / *faible* | chylurie, etc.
		Putride et gangréneuse	Cystites ulcéreuses. / Néoplasies vésicales. / Suppurations locales étendues.
		Fadasse (bouillon)	Albuminurie.
		Mielleuse (petit-lait)	Diabète.
Odeur accidentelle	— [AB INGESTIS] —		Elle rappelle plus ou moins l'odeur des substances ingérées.

VII

L'ODEUR DES ORGANES GÉNITAUX

DE LA FEMME

———

Le mucus vaginal a normalement une odeur fade et caractéristique, qui devient forte aux périodes d'invasion des règles : c'est l'*odor di femina*, l'odeur du rut, qui, pour les animaux est l'un des principaux facteurs de l'accouplement. Les odorats fins sentent parfaitement les femmes cataméniées.

Les affections morales exercent sur la sécrétion du mucus une influence analogue à celle que nous signalons pour la peau. Hagendornius (*Hist. méd.* cent. II, hist. 87) cite le fait d'une femme qui, à la suite d'une peur violente, fut prise d'une leucorrhée si fétide qu'elle causa la plus grande répugnance à l'une de ses amies. Le coït, et surtout l'onanisme, exaltent sensiblement l'odeur du mucus vaginal. Il en est de même de certaines maladies générales, du diabète notamment.

Le smegma vaginal possède une odeur spéciale bien différente de celle du smegma préputial : on l'a comparée assez justement au suif fermenté, à la graisse rance.

Le sang menstruel a toujours une odeur particulière, mais bien peu marquée. Le Docteur Wiltshire, accoucheur de St-Mary's hospital, décrit *(Méd. times*, novembre 82), la *bromoménorrhée*, menstruation fétide, dont il signale la fréquence dans la cholorose, dans les altérations organiques du sang, diabète, albuminurie, etc. Il attribue cette infirmité à une décomposition chimique de l'hémoglobine, et dit avoir constamment observé que les vomissements sanguins des femmes sujettes aux hématémèses, prennent l'odeur spéciale du sang menstruel dans la bromoménorrhée. Nous croyons assez volontiers que cette affection *nouvelle* (?) est due simplement à des caillots retenus par sténose de l'orifice utérin, ou bien à des débris polypeux, papillomateux. Enfin, il faut bien se souvenir que, chez les femmes saines de 45 ans, un écoulement sanguin d'odeur nauséabonde, survenant par le vagin, est ordinairement le premier signe avant-coureur du cancer.

Trois ou quatre semaines après la conception Dumm *(Cinn. Lancet*, novembre 1878) signale sur l'orifice utérin, la présence d'un enduit présentant une odeur caséeuse ; « en imprégnant dit-il, le doigt de cet enduit, on a un signe indubitable de grossesse, dont l'odeur est difficile à méconnaître. »

Par elles-mêmes, les eaux de l'amnios sont bien peu odorantes. Mais elle semblent facilement s'imprégner des odeurs étrangères. C'est ainsi que Stoltz a nettement constaté, chez une ouvrière de la manufacture de cigares de Strasbourg, le liquide amniotique exhalant l'odeur vireuse du jus de tabac.

La femme en couches répand une odeur particulière, fort complexe, *gravis odor puerperii* (Rœderer), qui provient des lochies, de la transpiration, de la fièvre, et enfin du lait suintant des mamelles et pénétrant le linge *(Nœgelé,* 1869, p. 223). Quant aux décompositions épithéliales, elles n'ont lieu que vers le 3ᵉ ou 4ᵉ jour, et donnent naissance à un dégagement considérable d'ammoniaque ; c'est ce qui donne aux lochies rouges leur âcre et pénétrante senteur (Wagners *Handwörtb. Milch).*

Pour la délivrance, la fétidité des lochies trace la limite de l'expectation (Pajot). A partir de la fétidité, la femme est, en effet, exposée à la septicémie puerpérale. A part le manque absolu (très-rare) des soins de propreté, l'odeur infecte des lochies annonce la putréfaction intra-utérine d'une fraction du placenta. Les élévations thermiques brusques accompagnent, d'ailleurs, toujours, dans ces cas, la fétidité lochiale, ce qui indique éloquemment l'imminence d'une phlegmasie utérine.

D'après Hervieux, le mélange des lochies avec la plus médiocre quantité de sang leur donne un caractère de putridité manifeste. Mais cette odeur est bien différente de celle qui annonce la métrite suppurée, celle dont H. Cloquet a pu écrire : « Un médecin prédit, en entrant dans la chambre d'une accouchée, en reconnaissant certaines émanations alcalescentes, qu'une maladie grave va se déclarer, chez cette femme qui paraît encore assez bien portante. » *(Art.* Olfaction *du Dict. des Sc. méd).*

Un écoulement lochial brunâtre et d'odeur cadavéreuse indique la terminaison de la phlegmasie par gangrène *(Cazeaux,* éd. Tarnier, 1874, p. 427).

Du 8e au 10e jour de l'accouchement, les lochies dites *laiteuses* exhalent une odeur fade et *sui generis,* que Levret nomme odeur *lymphatico-spermatique,* néologisme assez heureusement imaginé. Le même Levret (Accouchements, 1766, p. 160), signale la puanteur de charogne des lochies chez les scorbutiques, et observe que, dans le cancer utérin, elles empruntent la fétidité spécifique du cancer.

Il est bon de remarquer, enfin, avec Bouchacourt *(Art.* Couches du dict. Dechambre), que l'on peut, en dehors de toute influence septique phlegmasique ou fébrile, observer une odeur spéciale, excessivement mauvaise, des lochies : « Ce fait qui, dit-il, a été observé exceptionnellement aussi, pour les eaux de l'amnios, ne peut s'expliquer qu'en raison de certaines dispositions idiosyncrasiques, dont on ne saurait déduire d'application utile en pratique ». Il én est de cette odeur comme de celle qui vient de la négligence, du non-renouvellement des linges, de l'obturation trop exacte de la vulve. Certainement, dans tous ces cas, l'odeur peut-être forte, fétide. Mais elle n'aura jamais la fétidité septique *sui generis* des lochies, riches en microbes et en organismes inférieurs infectieux, qui viennent annoncer aux odorats exercés l'apparition des plus graves complications puerpérales.

La rétention du fœtus, les concrétions vaginales, les pessaires, les corps étrangers vulvo-vaginaux, amènent des sécrétions qui répandent parfois l'odeur infecte de la putréfaction la plus avancée : « Le muco-pus vaginal sécrété sous l'influence d'un corps étranger, présente une fétidité qui rend très-pénible pour le chirurgien le toucher explorateur qui doit précéder tout traitement ». (Poullet, de Lyon).

Dans sa période aiguë, et tant que le col utérin participe à l'inflammation, l'écoulement de la vaginite exhale presque toujours une odeur très-marquée. Celle-ci s'atténue peu à peu et disparaît, au fur à mesure que le phlegmasie vaginale passe à l'état subaigu ou chronique.

L'issue par le vagin de fèces et de gaz odorants est le signe pathognomonique de la fistule recto-vaginale.

Dans le *cancer utérin*, les métrorrhagies sont souvent fétides, et permettent aux nez exercés le diagnostic à distance (Huguier). Quant à l'odeur des écoulements vaginaux dans le cancer, voilà une de ces odeurs spécifiques, *sui generis,* qu'on oublie peu ! Nauséabonde en même temps que putrilagineuse, c'est une fétidité particulièrement ténace, qui s'attache, avec une remarquable insistance, aux doigts et aux objets, voire même aux habitations. Lebert dit qu'on la rencontre à peu près constamment, mais que, chez quelques malades, il y a des alternatives d'écoulements odorants ou non. (*Mal. cancér*. 1851, p. 254).

L'odeur du cancer utérin est absolument distincte des autres odeurs, parfois si infectes et tenaces, des organes génitaux féminins. Elle est, pour la malade comme pour son entourage, une véritable torture. Ni les soins de propreté, ni la ventilation, ni l'antisepsie la plus rigoureuse dans les pansements, ne sauraient mettre cette odeur complètement en fuite.

SYNOPSIS OSPHRÉSIOLOGIQUE DES ORGANES GÉNITAUX FÉMININS

Mucus vaginal
- *Son odeur normale.*
- *Son odeur modifiée par* — États moraux, nerveux. / Coït, onanisme. / Maladies diverses.

Smegma vaginal | *Son odeur « sui generis. »*
Sang menstruel | *Son odeur normale et modifiée.*

Odeurs génitales de la conception, du liquide amniotique.

Odeur puerpérale
- *Lochies normales, leurs variations odorantes.*
- *Lochies fétides* — A. par phlegmasies utérines. / B. par idiosyncrasies. / C. par malpropreté.

Odeur des écoulements dans le cas de corps étrangers vagino-utérins.
Odeur spéciale dans la vaginite.
Gaz odorants par le vagin (séméiologie pathognomonique).
Odeurs particulières dans le cancer utérin.

VIII

L'ODEUR DE LA PURULENCE

ET

DE LA GANGRÈNE

Le pus de bonne nature a une odeur faible, fade, légèrement nauséeuse : « Pus optimum... quam minimè graveolens. » (*Hippocratis Prœnotiones*, § 41).

Les *ingesta* irritants ou de mauvaises qualités, les liqueurs spiritueuses (absinthe, gin) accentuent ou modifient l'odeur du pus : l'ingestion d'ail lui donne son parfum caractéristique.

Le pus est un liquide, par nature, assez peu altérable, et c'est pour cela qu'il constitue pour les plaies un excellent pansement *(Verneuil*, leç. or.). On conçoit que Vidal (de Cassis) ait pu écrire : « L'opinion qui attribue à l'action de l'air sur le pus la fétidité de celui-ci, est peu fondée ; car elle ne produit rien de semblable sur du pus ordinaire exposé à l'air libre : je suis plus porté à croire que l'air agit sur la surface sécrétante. »

En effet, l'odeur du pus dans le pansement d'A. Guérin, par exemple, diffère sensiblement de celle du pus exposé à l'air libre. Elle rappelle la puanteur des pièces anatomiques macérées, mais elle reste, en somme assez fade ; tandis que, dans le pus exposé à l'air libre, l'odeur est plus aigre, plus piquante. La stagnation à l'air favorise le dégagement d'hydrogène sulfuré, de produits ammoniacaux, et souvent aussi de phosphures d'hydrogène, dont il suffit (Ch. Robin) de traces à peine saisissables aux réactifs, pour donner une odeur très fétide. Quant à la formation d'HS dans le pus, elle se prouve aisément par la coloration en noir du sparadrap et de l'extrait de Saturne employés en pansements *(sulfure de plomb)*.

Lorsque des matières grasses se mélangent au pus, elles exagèrent et modifient sensiblement sa senteur. Qui n'a remarqué, dans les plaies opératoires des lipômes, et dans les blessures suppurant chez des sujets très gras, la production d'une odeur vive, pénétrante et diffusible, rappelant de loin l'odeur d'acroléine ?...

Dans les ulcères calleux, la suppuration est infecte, parce que les callosités subissent un travail incessant de sphacèle moléculaire. Il en est de même pour certaines ulcérations, les farcino-morveuses entre autres.

Dans les brûlures, la suppuration est fétide, pour des raisons analogues, parce qu'elle va macérant de nombreux détritus épidermoïdaux frappés de mort. Plus l'épiderme est épais, plus l'odeur de macération est fétide ; pour nous, rien n'est comparable, comme fétidité, à l'odeur des brûlures profondes de la paume de la main et de la plante des pieds, surtout lorsqu'on les a laissé longtemps suppurer dans un pansement ouaté, et que l'on procède au renouvellement de ce pansement.

Le pus des abcès froids s'altère très vite après l'ouverture de ces cavités. Cela tient à son acidité, due à l'acide lactique, et à son origine souvent osseuse. On sait, en effet, que le pus de la carie est riche en matières oléo-graisseuses et en détritus conjonctifs. Ses leucocytes subissent souvent la régression caséeuse ; et Klose (de Berlin) a prouvé que l'odeur putride de la sanie ostéomyélitique était due à la transformation de l'oléine médullaire en un acide gras particulier. Dupuytren attachait, on le sait, à cette odeur, particulière au pus osseux, une grande importance pour le diagnostic.

Dans la nécrose phosphorée, le pus des abcès possède la senteur particulière alliacée du phosphore, et cette odeur peut annoncer au médecin, disent Bibra et Geist, la première période du mal.

Le pus emprunte aux divers organes, qu'il occupe ou avoisine, leurs odeurs spécifiques. Dans les abcès du foie, surtout chroniques, il répand une senteur ammoniacale de bile putréfiée. D'après Cheselden (*cité par* Charcot, in *Gaz. hebd.* 1881), cette odeur bilieuse se retrouve dans le pus de la fin des anthrax, ce qui est assez étrange. C'est probablement aussi à des principes biliaires qu'il faut attribuer l'odeur spéciale prêtée par Girard à la suppuration bleue.

Dans les abcès mammaires des nourrices, l'odeur butyreuse du pus est due au développement d'acides gras, et à la putréfaction de la caséine du lait.

L'écoulement purulent de la balano-posthite simple possède une odeur *sui generis*, que Robert Melchior compare justement à celle du poisson gâté. Toute différente, et plus désagréable encore, est l'odeur du séro-pus des plaques muqueuses balano-préputiales. Toutes les végétations péniennes, ulcérations du gland dues aux chancres, chancrelles, herpès, etc., donnent d'ailleurs lieu à une suppuration caractéristique, dont l'odeur repoussante a une intensité variable, depuis celle de l'écrevisse cuite jusqu'à celle de vieux Roquefort. Les productions végétantes de nature cancéreuse se distinguent des végétations simples par l'odeur caractéristique de macéré qu'exhale l'ichor cancéreux.

Les bartholinites suppurées nous ramènent également à l'odeur repoussante de poisson pourri. Le souvenir olfactif de cette purulence est long à s'éteindre.

L'odeur des abcès testiculaires et déférentiels rappelle, d'après Velpeau, l'odeur du sperme. Cette odeur a été comparée à celle de l'empois, de la truffe, de l'eau de Javelle, de la râclure d'os, du pollen de chanvre, de la fleur de châtaignier ou de caroubier, etc.

Le pus des abcès périnéphrétiques rappelle, dans sa fétidité, l'odeur spécifique du rein. Dans les abcès urineux, l'odeur du pus présente la variété dite *urineuse* ou de souris.

Dans les otites externes, la suppuration, d'abord fade et nauséeuse, devient pénétrante et fétide, à mesure que les lésions s'accentuent en profondeur et en surface : elle est surtout marquée dans les ulcérations syphilitiques secondaires ou tertiaires du conduit auditif, et rappelle l'odeur âcre des bouchons cérumineux écrasés. Dans les otites moyennes, la fétidité de l'écoulement indique presque toujours *(Itard, Duplay)* que l'on a affaire à des lésions osseuses des parois de la caisse.

Dans la parotidite suppurée, en dehors de tout processus gangréneux, le pus présente souvent une mauvaise odeur, attribuable, croyons-nous, à la prolifération épithéliale, si active dans toutes les glandes, et notamment dans les *acini* ptyalifères.

Dans l'onyxis latéral, l'odeur de la suppuration est très fétide : et ce fait semble un argument en faveur de la théorie qui attribuerait, dans cette affection, un rôle pathogénique actif à la macération de l'épiderme par une sueur des pieds très profuse.

Le pus confinant aux organes du tube digestif contient souvent des gaz, dont l'odeur rappelle si exactement celle des organes voisins, que l'on peut, dit Velpeau, « avec un odorat exercé, distinguer presque infailliblement le pus de la bouche, du gosier, des voies aériennes, et des différentes portions du tube gastro-intestinal. » C'est plutôt par osmose que par décomposition du pus que les gaz existent dans ce liquide : toutefois, la chaleur des organes voisins peut hâter leur développement. Les gaz sont surtout composés de HS (ils noircissent le stylet d'argent): lorsqu'ils sont abondants (dans les abcès iliaques ou ano-marginaux, par exemple), ils répandent une odeur stercorale alliacée, horrible et véritablement suffocante, qui, sous peine d'accidents, oblige le chirurgien opérateur à faire ouvrir portes et fenêtres dans la salle où il a opéré les abcès, et à prodiguer les pulvérisations antiseptiques.

Dans les phlegmons iliaques suppurés, l'odeur si marquée du pus, jointe à son aspect écumeux, pourrait parfois en imposer pour une ouverture intestinale. Mais, lorsqu'il n'y a pas de perforation, cette odeur fécale du pus s'atténue peu à peu et disparaît assez vite : tandis que, s'il y a communication de l'abcès avec la cavité intestinale, l'odeur persiste évidemment. Du reste, il est bien certain que la transsudation des gaz peut avoir lieu, même dans les abcès de la paroi abdominale. Nous l'avons observée plusieurs fois. Il va sans dire aussi que l'odeur stercorale est d'autant plus marquée que le pus avoisine de plus près le gros intestin. L'odeur du pus (on peut en convenir, ordinairement), se fonce pour ainsi dire, à mesure que l'on descend le long du tube intestinal : peu marquée dans les abcès rétropharyngiens, cette odeur devient insupportable dans ceux de la marge de l'anus, *terminus* du tube digestif.

Dans les abcès de l'amygdale, l'odeur sanieuse du pus, dont l'expulsion dégoûte à un si haut point le patient, est parfois le seul symptôme qui puisse dénoter l'ouverture de la collection purulente. Cette odeur intrigue beaucoup Niemeyer, si prompt d'habitude à tout interpréter : « On ne s'explique pas, dit-il, la cause de l'odeur extraordinairement fétide d'un pus enfermé de tout côté, à l'abri du contact de l'air. » Cette odeur tient certainement : 1° au voisinage du pharynx ; 2° à l'active prolifération des tonsilles, et à la macération incessante, dans le pus, de détritus épithéliaux abondants ; et 3° à la sécrétion caséiforme facilement fétide (dont nous parlons à propos de l'*odeur de l'haleine*).

Pichancourt (th. de Paris, 1882) divise en quatre groupes naturels les abcès fétides :

A. Abcès fétides de cause extérieure. — Ces abcès viennent à la suite de corps étrangers malpropres, piqûres (surtout anatomiques et morphiniques) ; on peut y ajouter aussi certains abcès hématiques et anévrysmatiques (Broca). L'odeur s'explique, en général, par une sorte de putréfaction superficielle des tissus, un premier degré, si l'on veut, du sphacèle.

B. Abcès fétides par voisinage. — Ce sont ceux dont le pus prend l'odeur des organes (digestif, respiratoires, uro-génitaux) producteurs de liquides ou de gaz odorants.

C. Abcès fétides des maladies infectieuses aiguës. — On les signale dans la variole, la fièvre typhoïde, la peste à bubons, le scorbut, le charbon, le typhus, la dysenterie, la fièvre jaune, le choléra, la phlébite aiguë infectieuse, les érysipèles malin ou bronzé, l'ergotisme, etc. Ils sont dus à une sorte de diathèse putride aiguë, qui altère le sang et le pus, où fourmillent les microbes et bactériens de la putréfaction.

D. Abcès fétides des maladies chroniques. — Rencontrés surtout dans la scrofule, la tuberculose, le diabète, le mal de Bright, l'alcoolisme, la cachexie sénile, etc., ils sont fréquemment dus à une sorte de gangrène moléculaire de tissus dont la vitalité est très compromise et la nutrition déchue.

La pourriture d'hôpital nous fournit, entre la suppuration et la gangrène, un véritable lien de transition scientifique. Le pus de cette *diphtérie des plaies*, riche en vibrions, possède en effet, une odeur *sui generis*, putrilagineuse, âcre et fétide, « une de ces odeurs où rien (comme le dit excellemment Vidal de Cassis), ne peut remplacer l'expérience, et qu'on ne peut ni définir ni comparer. »

On peut rapprocher de cette « odeur pourrie et puante de féteur cadavéreuse » (Amb. Paré) l'ulcère phagédénique des pays chauds, l'ulcère pianiforme de Mozambique, l'yaw, le frambœsia, le buba, le pian, le tonga, etc., et enfin les ulcères dus au scorbut qui exhalent une odeur repoussante et méphitique, tellement pénétrante qu'elle occasionne des nausées et des vomissements : « Il m'arrivait souvent, dit Blanchard (th. de Paris, 1864) de suspendre les pansements pour aller respirer l'air. » Quant à l'ulcère des pays chauds, son odeur rappelle celle de la gangrène nosocomiale : son ichor fétide et âcre rappelle celle de macération. *(G. Treille, Arch. méd. nav.*, t. XXI, p. 205, 1874).

Les syphilides ulcérées répandent une odeur *sui generis*, d'un grand secours pour le diagnostic. On peut les reconnaître à distance, rien qu'avec l'odorat (Mauriac) : c'est surtout à l'anus, au scrotum, à la vulve, au pli génitocrural, et aux espaces interdigitaux des orteils, que cette odeur est exagérée. C'est peut-être à elle aussi que certains auteurs attribuent les émanations spéciales que *serait censé* répandre tout organisme syphilisé...

—

GANGRÈNE

—

Dans la gangrène humide, les tissus se ramollissent, se gonflent de liquide, et leur putréfaction s'effectue alors, d'une façon toute spéciale. Des vibrions, monades, algues, sarcines, viennent, probablement pour y jouer le rôle de ferments particuliers (Cf. Lancereaux, *in Gaz. méd.* 1872, n° 45). La graisse des tissus donne bientôt naissance à des acides gras volatils, et notamment aux acides butyrique, valérianique, et au valérianate d'ammonium. Les albuminoïdes se transforment, selon leur habitude, en composés ammoniacaux et sulfurés ($Az\,H^4\,S$), et laissent également dégager des carbures d'hydrogène. De tous ces composés volatils naît une odeur spéciale, dite de *gangrène*, odeur complexe et *sui generis*, peu analysable pour l'olfaction, mais *absolument caractéristique* pour tout médecin. Inutile de rappeler l'aventure arrivée à Jean-Louis Petit et que nous rapportons dans nos *prolégomènes.*

Les produits de la gangrène sont, d'ailleurs, incessamment résorbés. En s'éliminant par les trois grands émonctoires, poumons, peau, intestins, ils donnent souvent à l'haleine, aux sueurs et aux fèces cette puanteur caractéristique, « cette senteur, tant ascre et forte, dont parle Amb. Paré, qu'elle est intolérable et abominable à toutes personnes. » *(Liv. XII, chap. 28).*

Mais, pour que l'odeur de la gangrène se manifeste, il est indispensable que celle-ci soit humide et que le processus s'opère au contact de l'air : sans air, pas d'oxydation, et partant, absence de cette *cuisine* chimique, préliminaire aux phémonènes ophrésiologiques. C'est pourquoi la gangrène sèche est inodore dans toute la période qui précède l'élimination des eschares. La gangrène sénile ou spontanée est également dans ce cas : longtemps elle demeure inodore. N'a-t-elle pas lieu par artérite ? Ce qui signifie clairement qu'elle ne saurait donner lieu à des décompositions putrides, qu'après momification préalable des tissus...

ODEUR DU PUS (SYNOPSIS)

Odeur personnelle
{
Normale du pus louable.
Modifiée par les *ingesta*.
—   par la putréfaction.
—   par le mélange de graisses.
—   par les macérations épi-théliales.
Pus des abcès froids.
— de la nécrose phosphorée.
— des ulcères.
— de la pourriture d'hôpital.

Odeur empruntée à divers organes voisins
(foie, mamelle, organes génitaux, oreille, reins, parotide,
intestin, amygdale, etc.).

*Etude des 4 groupes naturels d'*ABCÈS FÉTIDES

A.   *par cause extérieure.*   C.   *par maladies aiguës infectieuses.*

B.   *par voisinage.*   D.   *par maladies chroniques.*

ÉTUDE OSPHRÉSIOLOGIQUE DE LA GANGRÈNE

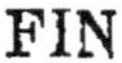

FIN

TABLE DES MATIÈRES

BIBLIOTHÈQUE MÉDICALE

A L'USAGE DES GENS DU MONDE

Annuaire des spécialités médicales et pharmaceutiques (sixième année 1885). 1 vol. in-18. Prix.....　2 fr.

Ce petit volume, de 292 pages, contient tous les renseignements concernant l'art de guérir, dont médecins, pharmaciens et malades ont besoin à chaque instant.

BALL. — *La Morphinomanie*. Les frontières de la folie. — Le dualisme cérébral. — Les rêves prolongés. — La folie gémellaire ou aliénation mentale chez les jumeaux. 1 volume in-18, de 170 pages.... 2 fr.50

BEAUGRAND. — *La médecine domestique et la pharmacie usuèlle*, indiquant : 1o les soins à donner avant l'arriver du médecin dans le cas de maladie grave, d'empoisonnement, d'asphyxie, etc. ; 2o le traitement rationnel de quelques affections légères ; 3o les préparations pharmaceutiques les plus ordinaires et l'emploi de quelques appareils très-simplifiés ; avec un tableau alphabétique et analytique des matières, et l'explication des termes les plus usités en médecine; 4e éd. 1 vol.　2 fr.

BRÉMOND (F.), professeur à l'association polytechnique. — *Entretiens familiers sur la santé, hygiène usuelle*, étudiée d'après les actes de la vie normale. 1 vol. in-8, avec 244 figures gravées sur bois, intercalées dans le texte. Prix....... 10 fr.

Le même ouvrage, augmenté d'un Dictionnaire sur les animaux et les plantes nuisibles et d'un atlas de 12 planches lithographiées et coloriées à la main. Prix............................... 20 fr.

DECAISNE (E.), lauréat de l'Institut, et **GORECKI** (X.), professeur libre à l'école pratique. — *Dictionnaire élémentaire de médecine*. 2e édition, 1 volume in-8, de 980 pages à deux colonnes, avec 568 gravures sur bois, intercalées dans le texte. Prix... 15 fr.

GOUBERT (Dr Elie). — *Des agents perturbateurs du développement de la Jeunesse* : Tabac, onanisme, alcoolisme; 1 vol. de 144 pages............ 1 fr.50

MAGNAN, médecin de l'asile Sainte-Anne. — *Des anomalies, des aberrations et des perversions sexuelles;* broch. in-8, 28 p...................... 1 fr.

MANDL (Dr L.). — *Hygiène de la voix parlée ou chantée*, suivie du Formulaire pour le traitement des affections de la voix; 1 vol. in-18, cartonné, 308 pages...................... 4 fr.50

MASSE (J.-N.). — *Petit Atlas complet d'anatomie descriptive du corps humain*. Nouvelle édition, augmentée des tableaux synoptiques d'anatomie descriptive. Paris, 1879. 1 vol. in-18 demi-reliure chagrin non rogné, tranches dorées en tête, composé de 113 planches, comprenant 5 à 600 figures dessinées d'après nature et gravées sur acier, avec texte explicatif...................... 20 fr.

Le même ouvrage, demi-reliure chagrin, non rogné, tranches dorées en tête, avec les planches coloriées...................... 36 fr.

Cet Atlas contient 113 planches qui comprennent 600 figures, et non seulement tous les organes ont leur représentation fidèle, mais plusieurs planches sont consacrées à des coupes d'anatomie chirurgicale. Un sommaire précis accompagne chaque planche ; et, toute planche a son explication complète en regard sans jamais obliger à tourner la page.

Pour obtenir la vérité et la netteté dans les dessins, on n'a reculé devant aucun sacrifice, et il n'est pas une seule de nos planches qui n'ait été faite d'après nature. Avec les réductions qui devenaient indispensables, la lithographie n'aurait pu donner une assez juste idée des objets. On a donc employé la gravure en taille-douce, devant laquelle les plus grandes iconographies ont reculé.

Les 113 planches avec leur texte correspondant sont reliées en un seul volume, et, pour faciliter l'étude, toutes les planches sont montées sur onglet, de sorte que l'Atlas relié s'ouvre aussi aisément qu'un volume broché, et en outre est d'une solidité à toute épreuve.

Plus de soixante mille exemplaires, vendus depuis son apparition, attestent suffisamment l'accueil qui a été fait à cette utile publication.

SERAINE (Dr), auteur des *Préceptes du mariage. De la santé des gens mariés*, ou Physiologie de la génération de l'homme et hygiène philosophique du mariage. 30e édition. Paris, 1883. 1 beau vol. in -18 de 400 pages........................... 3 fr.

Sommaire des principaux chapitres de la table des matières.

I. Du sens génésique. — II. Des organes reproducteurs. — III. Limite de la puissance sexuelle. — IV. Du mariage et de la maternité. — V. Du célibat et de ses inconvénients. — VI. Conformation vicieuse des organes reproducteurs. — VII. Syncope génitale. — VIII. Atonie des organes. — IX. Perversion nerveuse. — X. Absence ou vice de composition des germes. — XI. Hérédité de structure. — XII. Hérédité physiologique. — XIII. Hérédité de quelques diathèses. — XIV. Hérédité de quelques névropathies. — XV. Hérédité morale.

De la santé des petits enfants, ou Conseils aux mères sur la conservation des enfants pendant la grossesse, sur leur éducation physique depuis la naissance jusqu'à l'âge de sept ans, et sur leurs principales maladies. Nouvelle édition. 1 vol. in-32 de 192 p........................... 1 fr.

SERAINE (Dr). — *Les préceptes du mariage*, traduits du grec de Plutarque, suivis d'un Essai sur l'idéal de l'amour, du mariage et de la famille. Nouvelle édition. 1 vol. in-18 de 192 pages. .... 1 fr.

Petit ouvrage plein de charme et de la plus haute moralité. Il devrait se trouver dans toutes les corbeilles de mariage.

TALBERT (Dr). — *L'allaitement maternel*. Conseils aux mères de famille........................... 1 fr.25

A. TRIPIER. — *La vie et la santé* : précis de physiologie et d'hygiène, doctrines et superstitions médicales. 1 vol. in-18, de 322 p. avec fig. dans le texte.   3 fr.

L'électricité et le choléra ; Genèse, prophylaxie et traitement ; broch. in-8 de 16 pages....... 0 fr. 50

WITKOWSKI, docteur en médecine de la Faculté de Paris. — *Structure et fonctions du corps humain, à l'usage des gens du monde, des élèves des beaux-arts et des lycées*, 3e édition. Ouvrage illustré de 410 gravures sur bois et accompagné d'un atlas composé de planches découpées, coloriées et superposées, dessinées par Léveillé. Prix de l'ouvrage : le volume broché et l'atlas cartonné....... 24 fr.

L'atlas se vend séparément : prix............ 14 fr.

Il se compose de cinq préparations : le Corps humain, la Tête et le Cou, l'OEil et le Larynx, le Crâne et le Cerveau.

La génération humaine, 5e édit. 1 vol. in-8, illustré de 226 gravures sur bois et accompagné de 2 planches découpées, coloriées et superposées, p. 10 fr.

Le même, avec planches coloriées........... 15 fr.

ZABÉ (Dr). — *Manuel des maladies des femmes*. 1 joli volume in-18, impression de luxe........ 3 fr. 50